高等职业教育医药卫生类专业新形态教材
广西壮族自治区"十四五"职业教育规划教材

机能学实验教程

主　编　赵学青　游　坤

副主编　王桂秋　刘雪萍　莫兰健

参　编（以姓氏笔画为序）

韦燕飞　李　莹　杨芳芳　杨晓晓

肖丽萍　宋新超　陈宁园　林晓晖

欧　惠　莫晓云　凌莉莉　唐有利

梁　红　蒋昀靓　覃　朗　黎　莉

北京理工大学出版社
BEIJING INSTITUTE OF TECHNOLOGY PRESS

内 容 提 要

本教材采用模块化编写，以项目为引领，以任务为驱动，体现新时代高职医学教育的职业性和实践性。本书内容包括机能学实验前准备、基础性实验、提高性实验、实验设计和虚拟仿真实验五个模块，以完成各个模块典型任务为目标，学生在完成工作任务的过程中可实现专业知识的学习、实践技能的操作训练、职业素质的形成。本书配有部分实验的PPT课件，有利于学生自主学习。

本书适合高等院校临床医学、预防、护理、助产等专业的学生使用。

图书在版编目（CIP）数据

机能学实验教程 / 赵学青，游坤主编. -- 北京：
北京理工大学出版社，2025.1.
ISBN 978-7-5763-4959-7

Ⅰ. R33-33

中国国家版本馆CIP数据核字第2025VU3633号

责任编辑：阎少华　　　　　**文案编辑：**阎少华
责任校对：周瑞红　　　　　**责任印制：**王美丽

出版发行 / 北京理工大学出版社有限责任公司
社　　址 / 北京市丰台区四合庄路6号
邮　　编 / 100070
电　　话 /（010）68914026（教材售后服务热线）
　　　　　　（010）63726648（课件资源服务热线）
网　　址 / http://www.bitpress.com.cn

版 印 次 / 2025年1月第1版第1次印刷
印　　刷 / 河北鑫彩博图印刷有限公司
开　　本 / 787 mm×1092 mm　1/16
印　　张 / 9.5
字　　数 / 196千字
定　　价 / 62.00元

前言

Foreword

  "机能学实验"课程对培养医学生的实践能力、创新意识、科学思维方法和严谨的科学态度具有十分重要的作用。为进一步贯彻《中华人民共和国职业教育法》中有关职业教育教材建设的精神，落实教育部办公厅印发的《"十四五"职业教育规划教材建设实施方案》提出的"规划教材编写应遵循教材建设规律和职业教育教学规律、技术技能人才成长规律"，以及要"加快建设新形态教材"等要求，本书以习近平新时代中国特色社会主义思想为指导，贯彻落实党的二十大精神，以职业需求为导向，以实践能力培养为重点，以创新性实验设计为特色，通过实验课形成严谨认真和实事求是的态度，在实验中培养具有坚定的理想信念、仁爱之心、精湛医术和创新精神的新一代医学生。

  本书将生理学、病理生理学和药理学内容有机融合在一起，打破学科界限，凸显模块化和层次化，内容由浅入深、循序渐进，共分为机能学实验前准备、基础性实验、提高性实验、实验设计和虚拟仿真实验五个模块。为创新教学模式和提高学生学习的积极性，本书采用纸质教材与数字化资源相结合的形式编排。纸质教材每个模块编写学习目标、项目导入、学习任务、任务原理、实验操作、问题与思考。本书配有PPT课件，有利于学生自主学习。

  本书强化学生实践操作能力的培养，通过系统、规范的基础医学实验技能训练，学生可掌握生理学实验、病理生理学实验、药理学实验常用的实验基本方法，掌握一定的机能实验技术，为学生学习后续课程和进行临床医学实践打下良好基础。本书内容新增医学动物实验伦理知识、临床案例讨论、虚拟实验、创新性实验设计模块等，对接全国大学生基础医学创新研究实验设计大赛的要求，培养创新精神。同相关企业、行业、职业学校专家深度合作共建教材，体现产教融合，注重培养学生的职业综合素质和职业精神。

  由于编写时间仓促，书中难免存在疏漏之处，恳请各位读者批评指正。

编　者

目录

Contents

模块一　机能学实验前准备

项目一　机能学实验学习任务识读

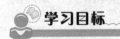 **学习目标**

知识目标

了解机能学实验教学内容和课程定位，明确学习目标和学习基本要求。掌握实验室规则与实验室安全知识。

能力目标

准确识读机能学实验课程的学习任务，熟悉机能学实验的实验室环境和学习过程，准确识读实验室守则，具备实验安全操作意识，具备独立完成实验报告书写的能力。

素质目标

培养科学求实精神和团队协作精神。

项目导入

机能学实验是一门研究机体正常机能、疾病发生机制和药物作用规律的实验性学科，是医学及医学相关专业的基础医学必修课程。机能学实验通过实验技术研究人体的机能活动规律，以及其在病理状态或药物干预下的变化，是国内基础医学领域实验教学改革形成的新课程体系。通过本门课程的学习和实操练习，培养实验基本技能，加深对相关课程理论知识的认识和理解；培养实验结果统计分析、书面表达、实验设计、独立解决问题和团队协作等能力，提高学习主动性，为提高学生综合素质打下良好的基础。

任务一　机能学实验学习任务

机能学实验是以生理学、病理生理学、药理学为基础，以动物实验和人体功能观察为手段，探讨人体正常机能、疾病发生机制和药物作用规律的综合性实验课程。机能学实验继承并发展了生理学、病理生理学和药理学实验课程的核心内容，同时对传统的实验方法及教学方式进行了改革创新，加强了学科之间的交叉融合，有利于培养学生的实验技能和分析问题的能力，有助于提高学生的创新意识，是医学生必修的基础医学课程之一。

一、机能学实验的任务目标

（1）了解机能学实验设计的原理，了解实验相关理论知识和实验方法。

（2）加深、验证和巩固部分课堂讲授的理论知识，培养学生理论联系实际的能力。

（3）了解或掌握常见的生理学、病理生理学和药理学等学科的相关知识和实验方法。

（4）掌握在动物身上复制典型病理过程及人类疾病的基本实验方法和原理，掌握机能学实验常用的基本技术。

（5）通过实验报告的书写，初步训练科学论文写作能力。

（6）培养勤动手、勤思考、勤观察和独立工作的能力，初步养成对科学工作的严肃态度、严格要求、严谨工作、团结协作及实事求是的工作作风。

二、机能学实验学习过程

（一）实验前

（1）仔细阅读实验教程，了解实验目的和要求，充分理解实验原理，熟悉实验步骤、操作程序和注意事项。

（2）结合实验内容，复习有关理论知识，查阅与本课程相关的资料，做到充分理解，以提高实验效果。

（3）预测实验各个步骤可能得到的结果，对预期的实验结果能应用已知的理论知识作出合理的解释。

（4）检查仪器、手术器械和药品是否完好、齐全。如有缺失、损坏，及时报告指导教师以便补充。

（二）实验中

（1）严格遵守实验室规则，保持安静和良好的秩序，尊重指导教师指导。

（2）认真听指导教师的讲解，仔细观看示教操作，要特别注意指导教师所指出的实验注意事项，积极回答指导教师的提问。

（3）遵守实验室规章制度，有序地进行实验，按照实验教程的步骤，循序操作，不得随意更改。在实验过程中保持实验室安静，不得进行与实验无关的活动。实验器材应摆放整齐、有序。

（4）小组成员既要分工负责，又要密切合作，在小组长带领下共同完成各项实验操作，力求每人的学习机会均等。

（5）实验过程要胆大心细、规范操作。认真、全面地观察实验现象，准确、及时和客观地记录实验结果。

（6）积极主动思考，力求理解每个实验步骤和实验结果的意义。

（三）实验后

（1）洗净、擦干实验器材并放回原处，如有损坏、短少，应立即报告指导教师。清洁实验台，关闭仪器、设备的电源开关。

（2）按要求处理用过的实验动物。

（3）值日生打扫、整理实验室，关好门窗、水电。

（4）整理分析实验结果，认真书写实验报告，按时交给指导教师评阅。

任务二　实验报告的书写

书写实验报告不仅是对实验的总结，也是机能学实验的一项基本技能训练。通过书写实验报告，可以初步培养和训练学生分析和解决问题的能力、文字表达能力和逻辑归纳能力。实验报告要求内容实事求是，文字表达准确、简练，书写清晰、整洁。实验完成后均要写实验报告，并按时交给指导教师批改。

实验报告的一般格式如下。

（1）报告册首页信息：姓名、班级、组别、实验日期。

（2）实验序号和题目。

（3）实验目的：说明实验目的。

（4）实验方法：按实验记录操作和观察项目。

（5）实验结果：是实验报告的重要组成部分。根据原始资料（如血压、呼吸曲线、尿量等指标），对实验中的现象和数据进行真实、完整的记录并整理。对于实验结果的记录，一般有三种方法。

1）文字叙述：用医学术语准确、客观地描述实验现象和结果。

2）数据表示：用表格记录实验结果，便于相互比较，使组间差异直观。表格应有表头，并注明计量单位。

3）图形表示：用实验仪器描记的曲线图（如血压、呼吸曲线等）的各指标的变化趋势直观明了。

在实验报告中，可选择以上其中一种方法或几种方法。

（6）讨论：用相关的理论知识解释和分析所得到的实验结果，实验结果有什么意义，以及说明了什么问题。如达不到预期结果，分析其异常的可能原因及以后实验应注意的事项。

（7）结论：以实验结果为依据，在讨论的基础上归纳出的简明总结，即本次实验所验证的概念、原理或理论。

任务三 实验室规则与实验室安全识读

一、实验室规则

（1）严格遵守实验室的各项规章制度和操作规程，注意安全。

（2）遵守学习纪律，按时进入实验室，不得迟到、早退或随意缺席，因故缺席或早退应向指导教师请假。

（3）保持安静。严禁在实验室高声喧哗、打闹，以免影响他人实验和惊扰实验动物。

（4）爱护实验仪器及器材。实验前认真清点实验桌上的实验器材，如有实验器材缺少或损坏，应及时向指导教师报告。实验中严格按操作规程使用仪器及器材，各组实验仪器及器材由各组自己使用，不得与他组调换，以免混乱。如遇仪器出现故障，应向指导教师报告说明，以便及时检修或更换。实验完毕后应将器材清洗干净，摆放整齐。故意损坏实验仪器或器材者，按规定赔偿。

（5）注意节约各种实验器材、用品和动物标本。

（6）严禁在实验室的计算机上玩游戏、随意改动计算机设置或启动与实验无关的其他程序。未经许可严禁自带 U 盘、移动硬盘等上机操作。

（7）保持实验室清洁、整齐。实验结束后各实验小组应清点、洗净实验器材和用品，并摆放整齐。桌面收拾干净，动物、纸片和废品放到指定地点，不要随意乱丢。值日小组应认真打扫实验室，关闭计算机、水电开关、门窗等。最后请指导教师检查验收后方能离开。

二、实验室安全

（1）学生初次进入实验室，指导教师必须对学生进行机能实验和实验室相关的安全教育，提高学生的安全意识。

（2）进入实验室进行实验必须穿好白大衣，手术过程按要求佩戴一次性手套和口罩等防护装备。

（3）按照实验要求规范操作，如正确捉拿实验动物，正确使用实验药品和试剂，按正确流程清洁双手。

（4）制订突发事件应急处理预案，实验室配备急救药箱，实验课指导教师定期进行突发事件应急处理演练。遇到突发事件，先通过应急处理将伤害降至最低。

（5）做好垃圾分类处理，实验中使用过的针头、注射器、玻璃器械等锋利废弃物应存放于利器盒中，所有医疗废弃物应放入医疗垃圾箱或医疗垃圾袋，由学校委托有资质的单位来回收处理。动物尸体放在回收处，由专职工作人员负责处理。特殊废弃物应做无害化处理。

（6）实验室应做好日常的防火、防爆、防水灾、防漏电、防盗等安全检查工作，假期安排值班人员定期安全巡查。

课后习题

项目二　常用实验仪器设备的使用

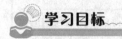学习目标

知识目标

了解常用实验仪器设备工作原理和一般使用方法，学会 BL-420I 系统软件的使用方法。

能力目标

重复练习使用 BL-420I 系统软件，具备进行实验项目数据记录和数据处理的能力，具备正确使用常用实验仪器设备的能力。培养认真细致观察的能力，养成正确使用和维护设备的良好工作习惯，提高职业行动力。

素质目标

培养科学求实精神和团队协作精神。

项目导入

随着互联网的飞速发展，基于互联网的信息化功能融到生物信号采集与处理系统中，计算机对传入的数字化生物信号进行显示、存储和处理。计算机生物信号采集系统取代了传统的生物信号采集设备，提高了实验数据的准确度，计算机对生物信息进行分析处理，实现了实验数据的无纸化长期保存，显著提升了实验教学的质量。BL-420I 信息化、集成化信号采集与处理系统主要用于采集生物体内或离体器官的生物电信号及张力、压力、呼吸等生物非电信号的波形，分析和记录生物体的机能变化。正确使用 BL-420I 信息化、集成化信号采集与处理系统、神经标本屏蔽盒等实验仪器设备，是完成机能学实验必须具备的基本技能。

任务一　练习使用 BL-420I 信号采集与处理系统

BL-420I 信息化、集成化信号采集与处理系统（以下简称 BL-420I 系统）集成了实验桌、生物采集系统、呼吸系统、测温系统、照明系统及同步演示系统，用于各项生理学、病理生理学、药理学实验。

一、硬件系统使用

（一）BL-420I 系统硬件功能

BL-420I 系统硬件功能简介见表 1-1。

表1-1　BL-420I 系统硬件功能简介

项目	说明
输液架	悬挂输液袋等
信号采集系统	内置BL-420I 系统，具备 BL-420I 系统的全部功能，支持多个实验模块的信号采集与分析功能。用于连接张力传感器、压力传感器、信号输入线等采集信号，也能输出刺激信号
呼吸机气管接口	通气管通过接口与呼吸机相连
照明系统	内含四个光源从四个方向照明，可调节其亮度与照明方向
同步演示系统	采用高清摄像机，实验过程中同步采集实验录像，同步演示到其他计算机或投影仪
显示器	安装在万向机械臂上，可随意调整其角度和位置
显示面板	呼吸机、肛温仪控制面板
设备滑轮	方便移动整个平台，含有滑轮刹车可固定平台
USB 端口	支持数据的导出和导入，波形数据等可随时通过 U 盘提取
信号采集音响	可与信号采集系统同步使用，协助完成需同步声音记录的各类实验
计算机音响	可播放计算机音频
网络接口	通过网络接口，计算机可直接联网使用

BL-420I 系统硬件的正面和背面如图 1-1 和图 1-2 所示。

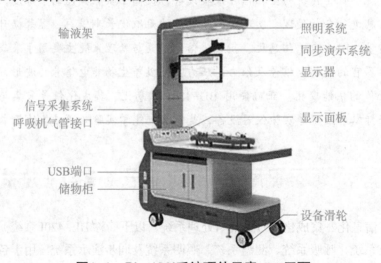

图1-1　BL-420I系统硬件示意——正面

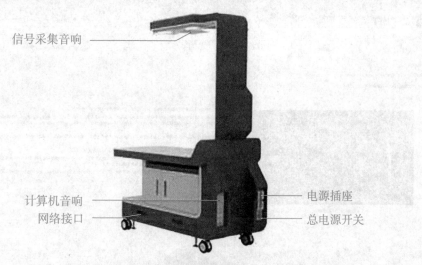

信号采集音响

计算机音响
网络接口

电源插座
总电源开关

图1-2 BL-420I系统硬件示意——背面

（二）开机及关机

（1）开机：上拉系统电源总开关后开机。

（2）关机：建议先关闭计算机电源，再下拉总电源开关关闭系统。

（三）照明系统

（1）开关：单击照明系统开关，即可打开或关闭照明系统。

（2）调节亮度：旋转调光旋钮调节亮度。

（3）调节方向：旋转灯座调节照明方向。

二、BL-420I 系统软件的使用

BL-420I 系统是一套基于网络化、信息化的新型信号采集与处理系统。在开始实验之前，首先需要确认 BL-420I 系统硬件与计算机连接正确，可以与 BL-420I 系统软件进行正常通信。打开 BL-420I 系统硬件设备电源开关，然后启动 BL-420I 系统软件。

BL-420I 系统将机能实验学习划分为实验前、实验中和实验后三个学习阶段。实验前，可以系统学习关于仪器的基本知识及关于本次实验的相关知识（图 1-3）；在实验中，利用 BL-420I 系统的双视功能，对比查看本次实验不同时间段记录的数据（图 1-4）；实验后，可以在 BL-420I 系统中查看实验数据，撰写实验报告。

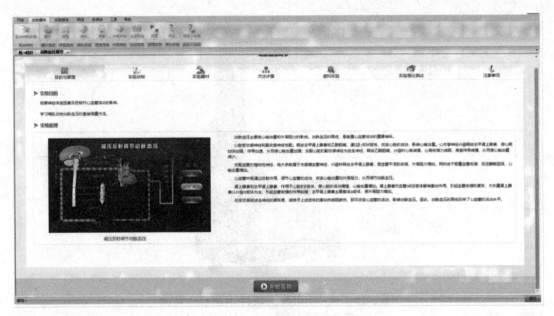

图1-3 实验原理介绍

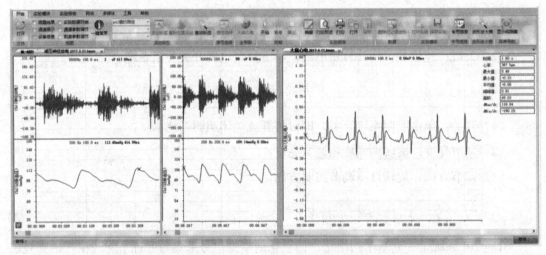

图1-4 双视功能对比同一实验记录中不同时间段的数据实验

（一）认识软件主界面

打开软件，请对照图 1-5 和表 1-2 找到各个视图，认识软件主界面。

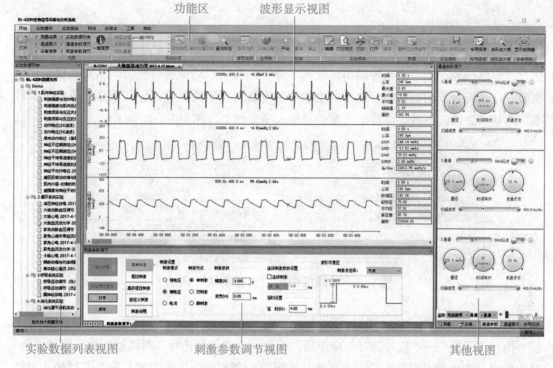

功能区　　　　波形显示视图

实验数据列表视图　　　刺激参数调节视图　　　其他视图

图1-5　软件主界面

表1-2　主界面上主要功能区说明

序号	视图名称	功能说明
1	波形显示视图	显示采集到或分析后的通道数据波形
2	功能区	主要功能按钮的存放区域，是各种功能的起始点
3	实验数据列表视图	默认位置的数据文件列表，双击文件名直接打开该文件
4	刺激参数调节视图	刺激参数调节和刺激发出控制区
5	其他视图	该视图包含多个页卡，可切换显示测量结果视图、设备信息视图、通道参数调节视图、专用信息视图

在 BL-420I 系统中，除波形显示视图不能隐藏外，其余视图均可显示或隐藏。其余视图中除顶部的功能区外，都可以任意移动位置。在设备信息视图中通常还会有其他被覆盖的视图，包括通道参数调节视图、刺激参数调节视图、快捷启动视图以及测量结果显示视图等。

（二）开始实验

BL-420I 系统经常采用从"实验模块"启动实验、从"信号选择"对话框启动实验两种实验方法。

1.从"实验模块"启动实验

单击功能区"实验模块"按钮，然后根据需要选择不同的实验模块开始实验。例如，执行"中枢神经"—"中枢神经单位放电"命令，自动启动该实验模块。从实验模块启动实验时，系统会自动根据用户选择的实验项目配置各种实验参数，包括采样通道数、采样率、增益、滤波、刺激等参数，方便快速进入实验状态（图1-6）。

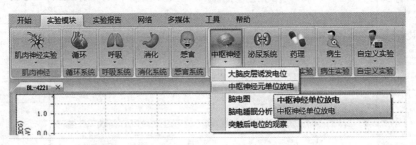

图1-6　功能区中的"实验模块"启动

2.从"信号选择"对话框启动实验

执行"开始"—"信号选择"命令后，弹出一个"信号选择"对话框，在"信号选择"对话框中，实验者可根据实验内容，为每个通道配置相应的实验参数，这是一种较为灵活的启动实验方式（图1-7，图1-8）。

图1-7　功能区"开始"栏中的"信号选择"功能按钮

图1-8　"信号选择"对话框

（三）暂停和停止实验

在"启动视图"中单击"暂停"或"停止"按钮，或者单击功能区"开始"栏中的"暂停"或"停止"按钮，就可以完成实验的暂停和停止操作（图1-9）。

暂停是指在实验过程中停止快速移动的波形，便于仔细观察、分析停留在显示屏上的一幅静止图像的数据，暂停时硬件数据采集的过程仍然在进行，但数据不被保存；重新开始，采集的数据恢复显示并被保存。

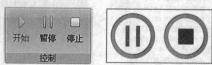

图1-9 "暂停""停止"控制按钮区

（四）保存数据

当单击"停止"实验按钮后，会弹出一个对话框询问是否停止实验，如果确认停止实验，则系统会弹出"另存为"对话框使用户确认保存数据的名称，按钮，如图1-10所示。文件的默认命名方式为日期"_No *n*.tmen"。可以自己修改存储的文件名，单击"保存"按钮，即可完成数据保存。

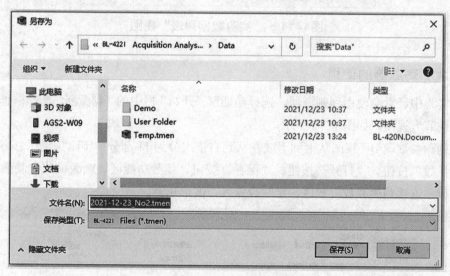

图1-10 保存数据

（五）数据反演

数据反演是指查看已保存的实验数据，有以下两种方法可以打开反演文件。

（1）在"实验数据列表"视图中双击要打开反演文件的名字，如图1-11所示。

（2）在功能区的"开始"栏中执行"文件"—"打开"命令，将弹出与图1-10相似的"打开文件"对话框，在"打开文件"对话框中选择要打开的反演文件，然后单击"打开"按钮。

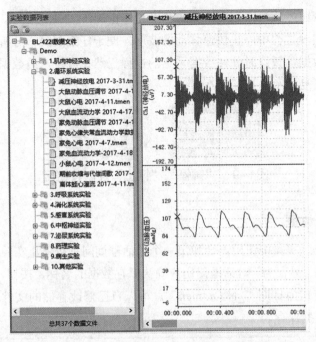

图1-11　"实验数据列表"视图

（六）刺激器的使用

在实验中经常会使用到刺激器。选择功能区"开始"栏中的"刺激器"选择框弹出"刺激参数调节"视图，如图 1-12 所示。

"刺激参数调节"视图从上到下或左从到右依次分为 11 部分："启动刺激"按钮、"实验模块参数"按钮、"打开"按钮、"保存"按钮、刺激功能区、刺激模式、刺激方式、刺激参数、连续刺激参数设置区、延时设置区、波形示意区。

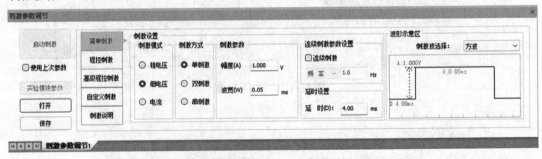

图1-12　水平放置的刺激器"刺激参数调节"视图

（七）波形显示区

BL-420I 系统软件波形显示视图是采集到生物信号的主要显示区域，主要由 7 个部分组成，包括波形显示区、顶部信息区、标尺区、测量信息显示区、时间坐标显示区、滚动条及双视分隔条，如图 1-13、表 1-3 所示。

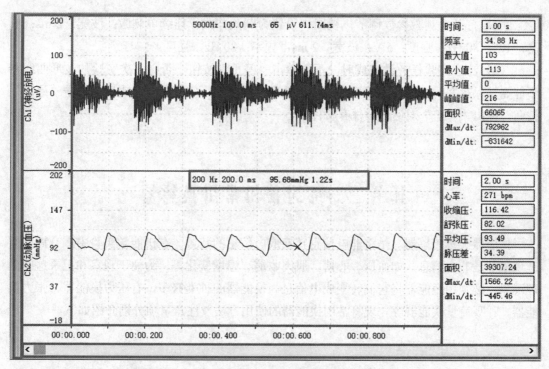

图1-13　波形显示视图

表1-3　波形显示视图各部分功能说明

序号	区域名称	功能说明
1	波形显示区	以通道为基础同时显示1～n个通道的信号波形
2	顶部信息区	显示通道基本信息，包括采样率、扫描速度和测量数据等
3	标尺区	显示通道幅度标尺，幅度标尺用于对信号的幅度进行定量标识
4	测量信息显示区	显示通道区间测量的结果
5	时间坐标显示区	显示所有通道的时间位置标尺，以通道1为基准
6	滚动条	拖动定位反演文件中波形的位置
7	双视分隔条	拖动双视分隔条可以实现波形的双视显示，用于波形的对比

以"动脉血压调节"实验为例，操作步骤如下。

（1）打开总电源开关，启动计算机和BL-420I的电源开关，双击BL-420I生物信号采集与处理系统软件。

（2）动脉插管插入颈总动脉，并通过三通阀接入压力换能器。

（3）单击功能区的"实验模块"，选择"循环实验"，选择"动脉血压调节"，血压波形曲线出现在通道1。

（4）在波形显示窗口右上角空白处双击，打开测量信息显示区，观察血压变化。

（5）打开"刺激参数调节"视图，设置为刺激方式：连续单刺激；波宽：2 ms；频率：40 ～ 80 Hz；强度：5 V；波宽：2 ms，频率：80 Hz，强度：5 V。

（6）注意实验任务没完成时，不要单击"停止"按钮，否则一次实验的波形曲线将不能完整保存在一个文件中，不利于数据处理。应在整个实验任务完成后，单击"停止"按钮，弹出"存盘"对话框，保存文件。

任务二 练习使用常用换能器

换能器又称传感器，是将非电信息转换成电信息的装置。在机能学实验中，有许多生理现象都是非电信息，如血压、心搏、肌肉收缩、温度变化等。为便于观察和记录这些生理现象，必须用换能器将它们转变成电信息。换能器的种类繁多，有压力换能器、张力换能器、呼吸流量换能器等。现将常用换能器的使用方法及注意事项分别介绍如下。

一、压力换能器

与 BL-420I 生物机能实验系统相配套的压力换能器常用于测量血压（图 1-14）。

1. 使用方法

在观察、记录血压时，首先应将换能器及测压插管内充满抗凝液体，并排尽里面的气泡，将测压插管与大气相通，确定零压力时基线位置后即可进行血压观察、记录。

2. 注意事项

（1）测量血压时，换能器应放置在与心脏平行的位置，以保证测量结果的准确；实验前换能器的内腔应充满肝素生理盐水。

（2）血压换能器有一定的测压范围，不要用换能器测量超过其范围的压力。严禁在换能器管道处于闭合状态下，用注射器向换能器内加压。

（3）每次使用后，应即时清除换能器内的液体，并用清水洗净、晾干。

二、张力换能器

与 BL-420I 生物机能实验系统相配套的张力换能器（图 1-15）常用于测量肌张力、呼吸运动等。

1. 使用方法

用丝线将张力换能器的应变梁与实验对象相连，连接的松紧以丝线拉直为宜，并尽量使丝线与应变梁呈垂直方向。选择适当的放大倍数，即可观察、记录。

2. 注意事项

（1）张力换能器有一定的测量量程，超过其量程的负荷时不宜测量，以免损坏换能器。

（2）张力换能器应变梁口是开放式的，在实验过程中应防止液体滴入换能器内部。

（3）使用张力换能器过程中，应避免换能器的碰撞、摔打。

三、呼吸流量换能器

呼吸流量换能器直接插到动物的气管上，可以用于测量呼吸波，也可以用于测量呼吸流量（图1-16）。

1. 使用方法

确定零压力时基线位置后，将呼吸流量头直接插到动物的气管上，选择适当的放大倍数，即可观察、记录。

2. 注意事项

根据实验动物选用不同量程的呼吸流量换能器。

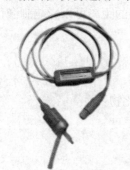 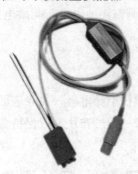 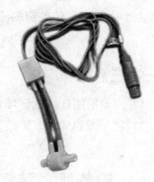

图1-14　压力换能器　　　图1-15　张力换能器　　　图1-16　呼吸流量换能器

任务三　练习使用神经标本屏蔽盒

机能实验中，在研究神经干生物电活动时，常用神经标本屏蔽盒作为生物电的引导装置。下面简要介绍其用法。

一、结构

神经标本屏蔽盒（图1-17）由屏蔽盒、电极固定槽和电极三部分组成。屏蔽盒起到静电屏蔽作用，能屏蔽高频电信号的干扰；电极固定槽用于固定电极位置和调节电极间的距离；电极由一对刺激电极、两对引导电极和一根接地电极构成。引导电极由电阻较小的金属丝制成，如铂金丝、银丝等。

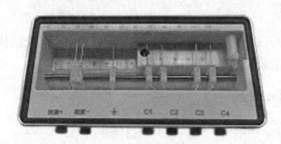

图1-17 神经标本屏蔽盒

二、使用方法

在进行实验时，首先将刺激器输出连线连接在屏蔽盒上的刺激电极两接线柱上，将放大器输入连线连接在第一引导电极的两接线柱上；在进行神经兴奋传导速度测定实验时，需将另一放大器输入连线连接在第二引导电极的两接线柱上。然后把制备好的神经标本搭在电极上，引导出动作电位的波形。调整接地电极与刺激电极间的距离可以影响刺激伪迹的大小。

三、注意事项

（1）实验前用任氏液棉球轻轻擦拭引导电极，去除表面氧化物。

（2）在干燥的地方，屏蔽盒内置一湿纱布块，以保持盒内湿度。

任务四 练习使用离体恒温平滑肌实验系统

恒温平滑肌实验系统（图1-18）主要用于平滑肌、离体肠管等实验中，调节和维持实验环境（如实验药液）温度，从而保证离体平滑肌的生理活性，使相关实验顺利进行。下面简要介绍其使用方法。

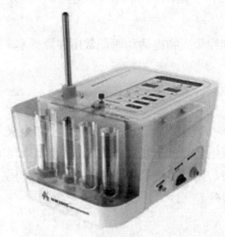

图1-18 恒温平滑肌实验系统

一、使用方法

按以下步骤开始实验。

（1）将仪器的电源线与外电相连，打开电源开关。

（2）先将排水阀门调节至"关"挡，再在水浴池中加入蒸馏水，水面至实验管的20 mL刻度处。

（3）按下"启/停"按钮，仪器开始加热。

（4）分别在预热管和储液试管中加入实验所需的营养液，按下"移液"按钮不放，将预热管内液体移动至实验管内，当营养液加至20 mL时，松开"移液"按钮，系统停止移动液体。

（5）开机后仪器默认的设置温度为37 ℃，可根据实验要求通过"+""−"按钮调节设置温度。按下"+"或"−"，设定温度会向上或向下调节0.1 ℃，如果长按"+"或"−"按钮，系统设定温度会自动每0.02 s上调或下调0.1 ℃。

（6）调节"调气"旋钮，顺时针为调小，逆时针为调大，即可为实验管中的营养液输送氧气，又可以搅拌营养液。

（7）待温度达到设定温度后，将标本一端固定在进气支架的标本固定柱上，另一端固定在张力换能器上。标本应尽可能靠近固定柱，这样可通过进气支架将标本调节在实验管中间的位置。

（8）需要更换实验管内液体时，按下"排液"按钮，当实验管内液体完全排出至废液盒中时，再按下"排液"按钮，系统停止排液。再将预热管内液体移动至实验管内。

二、注意事项

（1）只能使用配套的带漏电保护电源线，切勿使用其他电源线代替，否则有漏电安全隐患。

（2）清洁前请拔下电源插头，切勿使用强洗涤剂、汽油、研磨粉和金属刷来清洗仪器。不用时请勿盛水、盛液。实验后需即时清洗滤网，以免因滤网堵塞导致设备损毁。

（3）若长时间不使用，应拔掉电源插头，放在通风、干燥、没有腐蚀性气体的环境。

（4）避免设备受到撞击、碰摔或强烈振动。

课后习题

项目三 实验动物基本操作与实验动物伦理

学习目标

知识目标

学习常用的实验动物基本操作技术，了解实验动物福利和相关动物伦理知识。

能力目标

熟练完成常用实验动物基本手术操作，具备进行机能实验的基本手术操作技能。在动物实验的操作过程中，灵活运用相关操作技术，确保获取正确的实验结果，认识实验的安全性，加深对实验动物福利和人文精神的认识。

素质目标

培养严谨、细致、耐心的实验态度，提高操作技能和分析解决问题的能力；培养科学求实的精神和团队协作精神；培养实验动物伦理意识，提高对实验动物福利的认识。

项目导入

实验研究中，实验动物被称为"活的试剂""活的精密仪器"。在机能学实验中，必须考虑实验动物的选择和实验准备，科学选择最适合的实验动物，以最小的代价最大限度地获得可靠的实验结果。否则，不仅造成不必要的浪费，而且会影响实验结果的判断。机能学实验常用实验动物主要有青蛙和蟾蜍、小鼠和大鼠、家兔、犬等。使用实验动物应遵循"3R"原则。

任务一 认识常用实验动物

一、实验动物的分类

实验动物是指根据研究的需要人工驯养、繁殖、培育的动物。要求动物遗传背景明确、来源清楚，并对其进行微生物控制。目前，按照我国的实际情况，实验动物分为四级：一级为普通动物，二级为清洁动物，三级为无特定病原体动物，四级为无菌动物。通过微生物学的监察手段，按对微生物控制的净化程度，将实验动物分为以下四类。

（1）普通动物：指未人为进行微生物控制、饲养在开放系统的动物，是微生物控制程度最低的动物。这类动物只能用于一般性实验及教学，不适用于研究实验。

（2）清洁动物：又称最低限度疾病动物，指采自屏障系统的无特定病原体（SPF）动物，饲养在设有双走廊的、温湿度恒定的屏障设施中的动物。动物所用的饲料、垫料及用品等应经过高压消毒，空气经过一定的过滤处理，工作人员要穿戴干净的工作服。清洁动物不允许带有人畜共患病原体和动物烈性传染病病原，也不允许携带对动物危害大和对科研干扰大的病原。

（3）无特定病原体动物：指体内无特定微生物和寄生虫的动物，允许非特定的微生物和寄生虫存在，但不带有潜在感染和条件致病菌，是无传染病的健康动物。SPF动物在医学研究中应用广泛。

（4）无菌动物：指机体内外不带有任何可检测出的微生物和寄生虫的动物。采用人为的方法培养。无菌动物要饲养在无菌的隔离器内，无菌动物所用的饲料、饮水、垫料和用品都必须经过无菌处理，空气也要经过滤除菌。这类动物由于排除了微生物的干扰，故研究结果准确、可信。

二、常用的实验动物

（一）常用的实验动物特点

（1）小鼠：小鼠体型小，易于饲养管理。6～7周龄时性成熟，寿命达2～3年。由于小白鼠繁殖周期短、生长快、价格低、操作方便，因此在医学实验中被广泛使用。特别适合需要大量动物的实验，如药物筛选、半数致死量和药物的效价比等。还可用于制作各种实验性疾病的病理模型，在各种药物和疫苗等生物鉴定工作中也很常用。

（2）大鼠：大鼠繁殖力强，2月龄时性成熟，寿命达3～4年。大鼠较小鼠体型大，又具有小鼠的其他优点，当实验需要较大体型动物时，用大鼠比较合适，如离体心脏灌流、直接记录心室内压等。另外，大鼠对许多药物的反应常与人类一致，比如对人类致病的病毒、细菌等，大鼠也非常敏感，因此，大鼠被广泛用于高级神经活动、心血管、内分泌、实验性肿瘤及营养等方面的研究。由于大鼠价格较低，因此某些实验（如缺氧、失血性休克等），可以用大白鼠代替家兔而不影响实验结果，但实验技术的操作难度较家兔略大。

（3）家兔：家兔是机能学实验常用的大动物，家兔耳朵大，血管清晰可见，便于注射、取血。颈部有单独的减压神经分支。家兔多用于急性实验，也用于慢性实验，能复制多种病理过程和疾病，如水肿、发热、炎症、电解质紊乱、失血性休克、动脉粥样硬化等。

（4）蟾蜍和青蛙：蟾蜍和青蛙是教学实验中常用的小动物。其心脏在离体情况下仍能较长时间有节奏地搏动，常用于心功能不全、致病因素对心脏的直接作用等模型。蛙舌和肠系膜是观察炎症和微循环变化的良好标本。

小鼠、大鼠和家兔的常用生理生化指标的正常值见表1-4。

表1-4 小鼠、大鼠和家兔的常用生理生化指标的正常值

指标	小鼠	大鼠	家兔
体温（直肠）/℃	37~39	38.5~39.5	38.5~39.5
心率（平均）/（次·min⁻¹）	600	328	205
收缩压（清醒）/kPa	12.7~14	11~16	12.7~17.3
呼吸频率（平均）/（次·min⁻¹）	163	86	51
通气量/（mL·min⁻¹）	24	73	1 070

（二）实验动物的选用原则

机能学实验研究选用实验动物进行实验，要根据实验的目的、内容和特点选用动物。实验动物的选择一般遵循以下几个原则。

（1）选用与人的机能、代谢、结构及疾病特点相似的实验动物。

（2）选用对实验敏感或患有人类疾病的动物。

（3）选用解剖、生理特点符合实验要求的动物。

（4）选用与实验设计、技术条件、实验方法及条件相适应的动物。

（5）选用有利于实验结果解释的动物。

（6）选择符合"实验动物管理条例"的合适动物。

（三）实验动物的选择条件

动物对外界刺激的反应存在着个体差异，为了减小实验误差，在选择实验动物时应考虑动物的年龄、体重、性别、健康状况、生理状态及动物等级等。

（1）年龄和体重：实验动物的寿命各不相同，所以在选择动物年龄时，应注意到各种实验动物之间、实验动物与人之间的年龄对应，以便进行分析和比较。实验动物的年龄与体重一般成正比关系，因此可以根据体重估算年龄。急性实验宜选用成年动物，慢性实验可选择年幼动物。减小同一批实验动物的年龄和体重差异，可以增加实验结果的可比度。

（2）性别：实验表明，不同性别的动物对同一致病刺激的反应或对药物的敏感性不同，因此，如实验对动物性别无特殊要求，宜选用雌雄各半。

（3）健康状况：动物的健康状况对实验结果正确与否有直接影响。若动物处于衰弱、饥饿、疾病或气候寒冷、炎热等情况，实验结果会很不稳定。健康状况不好的动物，不能用于实验。

（4）生理状态：动物的生理状态如怀孕、哺乳等对实验结果影响很大，因此实验不宜采用处于特殊生理状态的动物进行。

（5）动物等级：目前，我国将医学实验动物分为普通动物、清洁动物、无特定病原体动物和无菌动物四级。各级动物具有不同的特点，分别适用于不同的研究目的。

任务二 练习家兔实验基本手术操作

一、常用手术器械的使用方法

（1）粗剪刀：用以剪毛或骨。

（2）手术剪：常用来剪皮肤、皮下组织及气管软骨环等。剪时要注意将剪子的钝端接触皮肤、组织或伸入腹腔内，而尖端留在外面，以免无意中损伤内部的组织或脏器。剪动物的毛或骨时不得使用手术剪。

（3）眼科剪：易损，只限于剪断神经、血管和薄膜等细软组织。不得用其来剪皮肤、肌肉或其他粗硬物，更不能用它来剪毛。

（4）止血钳：有大、小，有齿、无齿，直形、弯形之分，根据所夹组织的解剖特点、部位深浅、需要保持组织完整性的不同，可选用不同的止血钳。用止血钳止血时，要求动作迅速、位点准确、所钳夹组织尽量少。

（5）眼科镊：只用于夹取细小的组织，如动静脉插管时，夹住血管的切口，也可以用于进行血管和神经间的游离。不得用眼科镊夹皮肤等粗硬物。

（6）玻璃分针：一侧为直端，另一侧为弯钩端，常用于将神经与鞘膜、血管分离。

（7）气管插管：用于家兔麻醉后保持呼吸顺畅的气管插管手术。

（8）动脉插管：主要用于家兔颈总动脉插管术，使用前应注满肝素生理盐水，防止血液凝固堵塞插管。

（9）静脉插管：主要用于家兔颈外静脉插管术，使用前应注满肝素生理盐水，防止血液凝固堵塞插管。

（10）动脉夹：血管插管时，夹闭血管可暂时阻断血流，完成插管后，移除动脉夹，恢复血液流通。

二、家兔的捉拿与称重

（1）家兔的捉拿：家兔习性温顺，较易捕捉，但其脚爪锐利，应避免被其抓伤。捉拿时，应抓住其项背部皮肤，再以另一只手托住其臀部，将其重心承托在掌上。

（2）家兔的称重：将家兔放在婴儿秤或电子秤上称重，体重单位是千克（kg），实验用家兔体重一般是 2～3 kg。

三、家兔的麻醉和固定

（一）家兔的麻醉

机能学实验中，为减轻疼痛、减少家兔的挣扎，便于操作，通常对动物采取必要的麻醉。根据实验目的、手术方法采用不同的麻醉药和麻醉方法。

1. 常用麻醉药

（1）挥发性麻醉药：常用乙醚、三氯甲烷等。比较安全，麻醉维持时间较短。对局部刺激作用大，易引起上呼吸道分泌物增加，并且影响血压和呼吸，需要密切观察，防止窒息或麻醉过深造成动物死亡。

（2）非挥发性麻醉药：常用氨基甲酸乙酯（乌拉坦）、戊巴比妥钠等。进行血管内或血管外注射给药，如静脉注射、腹腔注射。可维持较长时间的麻醉作用，静脉注射时需要注意控制好麻醉深度，避免注射剂量过大造成动物死亡。

（3）局部麻醉药：在手术过程中可根据需要追加局部麻醉药，用于手术部位的浸润麻醉。

2. 麻醉方法

（1）全身麻醉：指麻醉药经静脉、肌内和腹腔注射或呼吸道吸入，产生中枢神经系统抑制、疼痛反射抑制、肌肉松弛等现象的方法。全身麻醉常用于手术部位较深或较广泛部位的手术，可分为注射麻醉和吸入麻醉两类。

1）注射麻醉：多采用腹腔注射或静脉注射给药。腹腔注射易于操作，但麻醉作用出现较慢，麻醉深度难以控制。静脉注射麻醉作用发生快，但操作有一定难度。家兔常用耳缘静脉注射。方法是先拔去注射部位的毛，用手指轻弹兔耳使静脉充盈，兔耳血管分布如图1–19所示。左手食指和中指夹住静脉的近心端，用拇指和无名指固定耳缘静脉远心端，右手持针尽量从静脉远心端刺入，然后移动左手拇指固定针头，将药液注入。常用药物麻醉剂量见表1–5。

2）吸入麻醉：指将挥发性麻醉药经呼吸道吸入体内从而产生麻醉效果的方法。通常选用乙醚，其作用时间短，一般可在动物麻醉变浅时补吸乙醚，维持麻醉。由于乙醚易挥发、燃点低，故操作过程中严禁使用明火。

家兔完全麻醉的标准：呼吸变深、变慢；角膜反射迟钝或消失；四肢肌肉松弛；痛刺激反应消失。

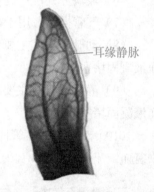

——耳缘静脉

图1–19 兔耳缘静脉示意

表1–5 常用注射麻醉药的用法和用量

麻醉药	动物	给药方法	剂量/（mg·kg^{-1}）	常用浓度/%	维持时间/h
戊巴比妥钠	家兔	静脉注射	20～30	1	2～4
		腹腔注射	40～50	1	
氨基甲酸乙酯	家兔	静脉注射	800～1 000	20	2～4

（2）局部麻醉：在需要局部麻醉时，在颈部正中线皮下注入 2% 普鲁卡因 2～3 mL 进行局部浸润麻醉。将针头刺入皮下，回抽针芯无回血后（注意避免针头进入肌肉组织），注射少量局部麻醉药，可见注射后形成皮丘，少量多次注射，直至整个手术部位被局部麻醉药浸润，在注射部位轻揉皮肤，加快药物浸润速度。

（二）家兔固定方法

依不同的实验需要，选用兔盒固定或兔台固定。

（1）兔盒固定：若仅作兔头部操作，如耳缘静脉注射，可将兔放入兔盒内，使头部伸出兔盒前缺口，关上兔盒顶盖即可。

（2）兔台固定：常用背位固定法，可用于急性实验，如颈、胸、腹部、腹股沟部手术以及观察描记血压、呼吸等。方法是将固定带（绳）做成活结，分别套紧家兔的四肢（前肢固定于腕关节上，后肢固定于踝关节以上）。将兔仰卧位放在兔台上。先将兔后肢绑紧于兔台底端的固定器上，再将两前肢的固定带绑在兔台两侧的固定器上，最后适当调整兔头固定器的高度，使兔的颈部平直，将头部固定。要做到固定牢、体位正。

四、家兔的颈部手术

家兔的颈部手术包括气管插管、神经分离、颈总动脉和颈外静脉的插管。手术步骤如下。

（一）固定和剪毛

背位固定于兔台上，用粗剪剪去颈部毛，剪下的毛放入污物碗内。

（二）皮肤切口

用手术剪沿颈部正中剪开皮肤（不要伤及皮下肌肉组织），切口要位于正中。切口范围：上起甲状软骨，下达胸骨上缘。

（三）行气管插管术

气管插管的主要目的是辅助呼吸以及描记呼吸曲线等。

（1）游离气管：切开皮肤后，钝性分离皮下组织，暴露颈部肌肉，分开颈部正中肌群即可看到气管。分离肌肉时，应顺着肌纤维方向用血管钳做钝性分离。用血管钳将气管后的软组织分离（注意切忌粗暴操作以免气管充血），在甲状软骨下段游离气管 2～3 cm，在气管下穿一条手术线备用，小心勿伤甲状腺及气管两侧后方的静脉。

（2）气管插管：用手术剪在气管第 4 软骨环处做"倒 T"形切口（不要将软骨环之间的气管组织切开，因为此处血管较多），剪开口径约 1/2，向心肺方向插入气管插管，用已穿好的手术线结扎固定，接着在插管的侧管上打结，防止插管脱出。若气管内分泌物或出血较多，应先清除气道分泌物或血块，再行气管插管术，实验过程中随时注意观察家兔的呼吸变化。

（3）分离家兔颈部神经（图1-20）：分离神经时应注意保持局部的本来解剖位置和毗邻关系。待看清楚后再遵循先神经后血管、先细后粗的原则进行分离。分离过程中应细心、动作轻柔，以保持神经良好的兴奋性。不能用镊子或血管钳夹持神经、血管，防止损伤神经、血管。分离神经宜用玻璃分针完成。操作方法：用左手拇指和食指捏起颈部切口皮缘和部分肌肉向外侧牵拉，同时用另外三指在皮肤外侧向上轻轻顶起，便可看见与气管平行的颈动脉鞘。用浸润了生理盐水的纱布顺着血管走向轻轻拭去血液后分离鞘膜，将颈总动脉稍稍移向一旁，看清与其伴行的一束神经，其中迷走神经最粗、光泽亮，交感神经次之、光泽较暗，最细的是减压神经。减压神经位于两者之间，常与交感神经、兔颈部血管神经紧贴在一起。但是减压神经的位置变异较大，应仔细辨认清楚后用玻璃分针仔细将其分离出，并在其下面穿线备用。依次分离出迷走神经和交感神经，穿线备用。

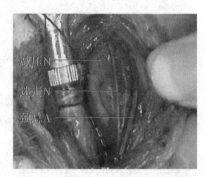

图1-20　家兔颈部动脉和神经分布示意

（四）颈总动脉插管术

颈总动脉插管主要用来测量动脉血压和放血。

（1）颈总动脉的分离：颈总动脉位于气管两侧的深部，用拇指、食指捏住切口一侧的皮肤及其深部各层软组织，将颈部内层翻出，暴露气管旁侧深处的血管神经鞘，辨认颈总动脉（其特点是搏动明显、粉红色、壁厚），用血管钳分离鞘膜，顺着颈总动脉血管走行方向轻轻反复撑开血管钳，游离一段长度为 3～4 cm 的颈总动脉，下穿两根手术线固定插管备用。在分离时，如遇较大阻力，应检查是否有血管分支，不可盲目用力，避免血管分支断裂出血。

（2）动脉插管的准备：取玻璃动脉插管连接三通阀，再将三通阀与压力换能器相连。用肝素生理盐水充满动脉插管和换能器（导管内不能有气泡），关闭三通阀备用。

（3）颈总动脉插管：在颈总动脉下穿两根手术线，一根线尽量向远心端（脑端）结扎，另一根线留在近心端备用，用动脉夹夹住近心端动脉，中间形成一段长 2～3 cm 的动脉无血液流通（注意：只有在动脉血流阻断的情况下才允许进行动脉剪开和插管）。插管时，以左手拇指及中指轻拉远心端的结扎线，食指扶血管，右手持眼科剪，使剪刀与血管呈 45°，在紧靠远心端结扎处向心方向剪开动脉血管壁的一半，放下眼科剪，拿起事先已准备好的动脉插管向心方向插入动脉，将导管送入约 2 cm，用近心端处的手术线扎紧并打结固定。在整个实验过程中，要时刻注意防止动脉导管脱出导致动脉大出血。

（五）颈外静脉插管术

颈外静脉插管主要用于注射药物、取血、输液和进行中心静脉压的测量。颈外静脉位于颈部两侧皮下（其特点是呈暗红色、无明显搏动、壁薄粗大），分离时使用血管钳，勿使用锐器，勿反复刺激，以免静脉收缩后不利于插管。先向颈外静脉插管内充满肝素生理盐水，其插管方法与动脉插管相同，向心插入颈外静脉 4～5 cm，如果需要测量中心静脉压，静脉插管需插入上腔静脉近右心房入口处。

五、家兔的导尿术

家兔尿量变化的观察常采用以下两种方法。

（一）尿道插管

取 8 号尿道管，用液体石蜡润滑前端约 10 cm，然后由尿道口轻轻插入，若插管时遇到困难，可稍等片刻，待其膀胱颈部肌肉松弛，再徐徐插入，当导尿管插入膀胱时，尿液即可从管中流出，然后将导尿管固定好，即可采集尿液。

（二）尿道膀胱插管

尿道膀胱插管适用于收集膀胱尿液和粗略观察尿量变化。

1. 操作方法

（1）麻醉、固定好家兔，剪去耻骨联合上方下腹部的被毛，从耻骨联合上缘，向上沿正中线做一长为 3～5 cm 的皮肤切口，沿腹白线剪开腹壁及腹膜（注意勿伤及脏器），将膀胱移出腹外，分离两侧输尿管，并在其下方穿过一根丝线，将膀胱顶向头端牵拉，将所穿过的丝线向膀胱顶结扎，以阻断膀胱颈部与尿道的通路。

（2）用血管钳夹持膀胱顶部组织并轻轻提起，用手术剪在膀胱顶部选择血管较少处，剪一小切口，将充满生理盐水的膀胱插管插入膀胱，然后将膀胱顶部切口边缘固定在管壁上，调整插管口朝向输尿管开口（注意不要过分紧贴膀胱后壁而堵塞输尿管口），膀胱插管的另一端则与塑料导管相连，即可收集尿液。

2. 操作注意事项

（1）准确找到输尿管是膀胱插管成功的第一步，要记清解剖位置和毗邻关系，切勿将输精（卵）管、血管误当输尿管。

（2）手术操作应轻柔、快捷，准确无误地将膀胱插管插入膀胱。

（3）避免输尿管扭曲，注意保持输尿管的通畅。

（4）术后用温热盐水纱布覆盖切口，避免损伤性尿闭的发生。

六、家兔取血方法

（一）耳缘静脉取血

拔去血管表面皮肤被毛，用小血管夹夹住耳根部，轻弹耳壳，或以二甲苯涂擦局部使血管扩张，然后用酒精擦净。用注射器在血管末梢端刺破取血或将针头逆血流方向刺入血管内取血，取血完毕用棉球压迫止血。

（二）耳中央动脉取血

采血前先用 1% 普鲁卡因 2 mL 注入耳根部后下方冠状窦与侧窦间隙的深层组织以阻滞耳神经，待耳动脉充血后即可穿刺取血。此法动脉扩张约 5 min，采血量可达 10 mL 以上。

（三）颈外静脉或颈总动脉取血

动物麻醉固定后做颈部手术，分离出颈外静脉或颈总动脉（见四、家兔的颈部手术）。用注射器针头向颈外静脉的头侧刺入或颈总动脉的向心方向刺入取血。也可放置血管插管以供反复取血使用。

（四）股动脉或股静脉取血

首先分离出股动脉或股静脉，用注射针头向股静脉肢侧方向或股动脉的向心方向刺入取血。当然也可分别插管，以供反复取血使用。

（五）心脏取血

使家兔仰卧固定，手持注射器在三、四肋间胸骨左缘 3 mm 处垂直刺入心脏，血液借心脏搏动进入注射器，一次可取血 20 ~ 25 mL，经 6 ~ 7 d 后可重复进行心脏穿刺。穿刺时动作应迅速，注意针头不要在胸腔内左右摆动，以防伤及心肺。

七、离体肠管平滑肌标本的制备

通常选取家兔十二指肠或空肠上段、回肠末段的肠管，因为十二指肠及空肠上段的兴奋性和自动节律性较高，呈现活跃的舒缩活动，而末段回肠比较静息，其运动曲线基线比较稳定。

1. 制备肠管标本

动物禁食 24 h，实验前向家兔耳缘静脉注射空气 10 mL，处死后迅速打开腹腔，取出十二指肠或一段回肠，除去肠系膜及脂肪组织，迅速放入 37 ℃的营养液中充 O_2（或 $95\%O_2+5\%CO_2$）以保持肠段的生理活性。将肠段剪成 1.5 ~ 2 cm 长的小段，用注射器吸取营养液对肠腔进行清洗备用。

2. 根据不同实验要求对实验肠段进行进一步准备

一般在肠管两端用丝线分别结扎，以便固定于浴槽中。

任务三　练习小白鼠实验基本手术操作

一、小白鼠的标记方法

当使用实验动物数量较多时，为了分组和辨别方便，常需要对实验动物进行编号。

可用化学试剂在小白鼠身体特定部位上涂染编号，一般编号的原则是"先左后右，先上后下"。将小白鼠背部分为前肢、腰部、后肢的左、中、右部共九个区域，用单一颜色从左至右编号为 1 ～ 9 号，若联合应用两种不同颜色化学剂进行编号，则可以编到99 号。常用的标记液：① 3% ～ 5% 苦味酸溶液（黄色）；② 0.5% 中性红或碱性品红溶液（红色）；③ 2% 硝酸银溶液（咖啡色，涂后需光照 10 min）；④ 煤焦油乙醇溶液（黑色）。

二、小白鼠的捉拿与固定

小白鼠较温和，但也要提防被它咬伤。捉拿小白鼠的方法：用右手抓住鼠尾将其从笼中提出并置于鼠笼上，在其向前爬行时，将鼠尾略向后拉，然后以左手拇指与食指夹住颈后部皮肤，用左手无名指和小指压住鼠尾及后肢，固定小白鼠，并用右手进行技术操作，如腹腔注射等。要注意：捉拿时过分用力会使小白鼠窒息或颈椎脱白，用力不足小白鼠的头部能反转过来咬伤实验者的手。

三、小白鼠的给药方法

（一）腹腔注射（i.p）

以左手捉持固定好小鼠，腹部向上，注射部位是距离下腹部腹白线旁 1 ～ 2 mm。右手持注射器，以 45° 角将针头刺入腹腔，针头到达皮下后，继续向前推进 3 ～ 5 mm，当针头通过腹肌进入腹腔后抵抗消失，这时即可轻轻注入药液。小鼠的一次注射量为 0.1 ～ 0.2 mL/10 g。大鼠的注射量为 0.01 ～ 0.02 mL/g。

（二）皮下注射（i.h）

皮下注射是将少量药液注入皮下组织的方法。注射部位一般选用背部或颈背部皮肤。方法是将皮肤拉起，使注射针头与皮肤呈 15° 角度刺入皮下，把针尖轻轻向左右摆动，容易摆动表示已刺入皮下。然后轻轻抽吸，如无回血，就缓慢注射药物。拔针时，以手指按住针刺部位，防止药物溢出。小鼠皮下一次注射量为 0.1 ～ 0.3 mL/10 g。

（三）肌内注射（i.m）

肌内注射是将药液注入肌肉组织的方法。注射部位要求肌肉丰厚、远离大神经大血管，一般选用臀部和股部肌肉。用左手固定小白鼠，右手持注射器，针头与注射部位垂直或呈 60° 角，快速刺入肌肉组织，回抽注射器活塞，如无回血，即可推注药液。注射完成后拔针，应无出血及药液溢出。小白鼠一侧后肢单次药量不宜超过 0.1 mL。

（四）灌胃（i.g）

灌胃是经口腔将药物送达小白鼠食管的给药方法。灌胃法具有给药量准确、能掌握给药时间等优点。但由于灌胃会对动物造成一定程度的机械和心理影响，要减少这些不良影响，必须熟练掌握灌胃操作技术。操作要点：左手固定小白鼠，使口腔与食道成一直线，右手如握毛笔式持灌胃注射器。先从小鼠口角插入口腔内，然后沿着上颚壁轻轻插入食管，稍感有阻力时（大约灌胃针头插入1/2），相当于食管到达膈肌的部位，此时即可推动注射器进行灌胃，给药后轻轻拔出灌胃管，一次给药为 0.1～0.3 mL/10 g。若灌胃器误插入气管，可使小白鼠挣扎或发生咳嗽，甚至死亡，应避免此情况发生。操作时宜轻柔、细致，切忌粗暴，以防损伤食管及膈肌。灌胃针头可用 12 号注射针头自制，磨钝针头，再稍弯曲即成灌胃针，针长为 5～7 cm，直径为 0.9～1.5 mm，连接 1～2 mL 注射器，即成灌胃器。

（五）尾静脉注射（i.v）

小白鼠静脉注射一般采用尾静脉注射。操作方法：先将小白鼠置于固定器内，或扣于烧杯内，使尾巴露出，用 75% 乙醇棉球擦拭鼠尾，也可用 45～50 ℃的温水浸泡 30 s，使血管扩张。选择尾巴左右两侧静脉注射，使针头与静脉平行（小于 30°），从尾下四分之一处（距尾尖 2～3 mm）进针，刺入后先缓慢注射少量药液，如无阻力，表示针头已进入静脉，可继续注入。注射时若出现隆起的白色皮丘或尾部膨胀发白，针芯推不动，说明未注入血管，应重新注射。一次注射量为 0.2～0.5 mL。

四、取血方法

常用的小白鼠取血方法有以下几种。

（1）尾静脉取血。可反复小量取血。固定动物后，把鼠尾放入 45～50 ℃的温水中，或擦拭二甲苯使尾部血管扩张，剪去鼠尾尖 0.3～0.5 cm，使血流入盛器，或用血红蛋白吸管吸取，必要时用手轻轻从尾根部向尾尖部挤压，取血后用胶布压迫止血或电烙止血。

（2）眼球后静脉丛取血。取 10 cm 长的玻璃管，将一端烧制拉成 1～1.5 mm 的毛细管（吸管头呈斜角），将玻璃管浸入 1% 肝素溶液，干燥后使用。用乙醚吸入麻醉小鼠或大鼠，使其侧卧。左手拉紧小鼠或大鼠眼眶周围皮肤，并轻轻向下压迫颈部以阻碍静脉回流，并使眼球外凸，右手持毛细管，由眼内眦部刺入，使毛细管沿眶壁推进并不断向下捻动，插入 4～5 mm 即达眼球后静脉丛，血自毛细管口流出。拔出玻璃管，放松左手，出血即停止。数分钟后可重复穿刺取血。小鼠一次可取血 0.2 mL，大鼠一次可取血 0.5 mL。

（3）颈外静脉、颈总动脉、股动脉、股静脉取血，方法参考家兔取血。

（4）断头取血。用粗剪刀剪断鼠头，提起动物，将鼠颈向下，把鼠血流入已备有抗凝剂的容器内。

五、处死方法

实验结束后，常采用以下几种将小白鼠处死的方法。

1. 颈椎脱臼法

颈椎脱臼法常用于小鼠。用镊子或手指压住小鼠的后头部，另一只手抓住鼠尾用力向后上方拉，颈椎脱臼后动物即死亡。

2. 断头法

断送法常用于小鼠、大鼠和蛙类。在动物颈部用粗剪刀将其剪掉，动物因断头和大出血而死。

3. 打击法

打击法常用于鼠。右手抓住鼠尾将其提起，用力摔击鼠头（也可用木锤用力打击鼠头）使其致死。

任务四　练习蛙类实验基本手术操作

一、蛙类手术器械

（1）剪刀：粗剪刀用于剪断骨骼，手术剪刀（组织剪）用于剪肌肉、皮肤等，眼科剪用于剪神经、血管和心包膜等细软组织。

（2）金属探针：用于破坏蛙或蟾蜍的脑和脊髓。

（3）镊子：用于夹持组织。包括无齿镊、有齿镊和眼科镊。无齿镊对组织损伤小，用于夹捏组织和牵提切口处的皮肤；有齿镊用于夹捏骨头和剥脱蛙皮；眼科镊有直、弯两种，用于夹捏细软组织和分离神经、血管。

（4）玻璃分针：用于分离血管和神经等组织。

（5）蛙腿钉：固定蛙腿的专用品。没有时也可用大头针代替。

（6）锌铜弓：用于对神经肌肉标本施加刺激，以检查其兴奋性。

（7）刺激电极：连接刺激器，为标本输出刺激。有普通电极和保护电极两种。

（8）蛙心夹：通常用不锈钢丝做成，使用时将一端夹住心尖，另一端借助缚线连于换能器，以进行心脏活动的描记。

（9）蛙板：有木蛙板和玻璃板两种。木蛙板借助蛙腿钉可用于固定蛙腿，以利于操作。

在制备神经肌肉标本时，用清洁的任氏液湿润玻璃蛙板可减少损伤，保持兴奋性。

二、蛙类的捉拿和固定

用左手将蛙的背部紧贴手掌固定，以中指、无名指、小指压住其左腹侧和后肢，拇指和食指分别压住左、右前肢，右手进行实验操作。在捉拿蟾蜍时，注意勿挤压其两侧耳部凸起的毒腺，以免毒液射到实验者眼中。

三、蛙坐骨神经 – 腓肠肌标本的制备

【制作方法】

（1）破坏脑和脊髓：取青蛙1只，用水冲净，左手握住青蛙（可采用纱布包住蛙躯

干部），蛙背朝上，食指压住头部前端，拇指按压背部，使蛙头前俯。右手持金属探针在两眼之间，沿中线方向向后划，触及凹陷处即为枕骨大孔，在此处垂直刺入皮肤，先将针尖向前刺向颅腔并左右移动捣毁脑组织；然后将探针退至枕骨大孔处，针尖转向后方，插入椎管捣毁脊髓。待四肢肌肉僵直消失，肌肉松弛，反射消失，无自发运动，即表示脑、脊髓已完全破坏。

（2）剪去躯干上部及内脏：抓住蛙背部脊柱，使蛙四肢自然下垂，骶髂关节向体表凸起，持粗剪刀在骶髂关节水平以上 1 cm 处横向剪断脊柱，将头、前肢和内脏一并剪去，仅保留一部分腰背部脊柱及双后肢。在腹侧脊柱的两旁各见一条坐骨神经。

（3）剥除皮肤：一手抓住蛙断端脊柱（注意避开神经），另一手用纱布捏住背部断端皮肤，向下剥除全部后肢皮肤。

（4）分离两后肢：沿脊柱正中线用粗剪刀纵向剪开脊柱、耻骨联合，使两后肢完全分开，分别放入盛有任氏液的小烧杯内备用。手术用过的器械用自来水冲洗干净。

（5）游离坐骨神经：将一侧后肢置于蛙板上，脊柱腹侧向上，用蛙钉（或图钉）固定好标本两端。先用玻璃分针沿脊柱内侧游离坐骨神经腹腔部，靠近其中枢端穿线结扎。然后将标本翻转使其背侧朝上并固定，循坐骨神经沟（股二头肌及半膜肌之间的裂缝处），小心分离股部坐骨神经，剪断梨状肌及附近结缔组织，从脊柱根部在结扎线上方将坐骨神经剪断，手执结扎神经的线将神经轻轻提起，剪断股部坐骨神经的所有细小分支及神经周围的结缔组织，并将神经一直游离至膝关节（或腘窝）处为止。

（6）制备坐骨神经–小腿标本：将游离出的坐骨神经搭在腓肠肌上，剪去膝关节以上所有肌肉及股骨上端 1/3，即制成坐骨神经小腿标本。

（7）制备坐骨神经–腓肠肌标本：用玻璃分针或镊子将腓肠肌跟腱分离，在近足趾端用丝线结扎。在结扎处下端用粗剪刀剪断跟腱，游离腓肠肌至膝关节处，在膝关节处剪去小腿其余部分，即完成坐骨神经–腓肠肌标本的制备。随即将标本放入盛有任氏液的培养皿内备用。

【注意事项】

（1）在标本的制备过程中注意避免过度牵拉神经，避免用手或金属器械触碰神经，以免损伤神经。

（2）制备标本时需要不断滴加任氏液，保持神经湿润。

（3）分离神经时要尽可能地分离干净。

四、蛙坐骨神经–腓神经标本的制备

【制作方法】

制备方法与坐骨神经–腓肠肌标本的制备方法基本相同，不同的是当把坐骨神经游离至膝关节时，不再分离腓肠肌，而是继续沿腓肠肌的一侧分离腓神经至足趾，在腓神经末端剪断该神经。提起脊柱端的结扎线，将坐骨神经–腓神经抽提出来即可，随即将标本置于盛有任氏液的培养皿中备用。

【注意事项】

与蛙坐骨神经－腓肠肌标本制备的注意事项相同。

五、离体蛙心灌流标本的制备

【制作方法】

（1）暴露蛙心：取青蛙 1 只，破坏其脑和脊髓，仰卧位置于蛙板上；剪开胸部皮肤，用有齿镊夹起剑突，剪开胸腔，暴露心脏；小心地剪开心包膜，辨认心房、心室、动脉圆锥、主动脉等结构。

（2）斯氏蛙心插管法：在左主动脉下穿一根丝线，距动脉球 1～1.5 cm 处结扎左主动脉（以便插管时牵引），再从左右主动脉根部下方穿另一根丝线，打一活结备用。左手轻轻提起左主动脉结扎线，右手持眼科剪在左主动脉上靠近动脉球处剪一小斜口，然后将盛有少量任氏液的蛙心插管插入动脉球，当插管前端触及动脉球壁后稍稍退出，改变方向，在心室收缩时，向心室后壁及心尖方向插入，经主动脉瓣插入到心室腔内。当插管内的液面随心搏而上下移动时，即表示插管成功。

（3）蛙心离体：提起备用线，将左右主动脉连同插好的蛙心插管一并扎紧，结扎线固定在蛙心插管的小玻璃钩上。剪断结扎线上方的血管，轻轻提起蛙心插管和蛙心，在心脏下方绕一根丝线，将左右肺静脉、前后腔静脉一并结扎，再次剪去结扎线远心端的血管和牵连组织，将蛙心离体。用新鲜任氏液反复冲洗插管内的余血，直到灌流液不再有血液，使插管内液面维持恒定高度（1～2 cm），即可进行实验。

【注意事项】

（1）结扎蛙心插管要牢固，避免漏液或心脏滑脱。

（2）蛙心插管插入心室时不要插得过深，以免心室壁堵住插管前端开口。

（3）结扎蛙心背面血管组织时，注意稍稍远离蛙心结扎，以保留完整的静脉窦。

任务五　实验动物保护与伦理识读

机能学实验会接触大量的实验动物，动物实验对学生掌握必要的实验技能、更直观地学习理论知识、进行科学研究探索起着不可替代的作用。但在实验过程中，尤其是一些疾病模型的伤害性操作，是否会给实验动物造成不安、痛苦，使实验动物的伦理问题日益受到广泛关注。医学人员更有必要从伦理和道德层面认真对待实验动物福利，尊重并珍惜包括实验动物在内的一切生命，合理地保护实验动物，科学地进行动物实验研究。保护实验动物不仅是对实验动物的尊重，而且直接关系到实验结果的真实可靠。世界各国已经相应颁布了关于实验动物保护的法案，科学研究中涉及动物实验的内容，必须通过动物伦理委员会的审查。我国于 2018 年也颁布了《实验动物　福利伦理审查指南》（GB/T 35892—2018）。

一、实验动物的福利

目前，国际公认的动物福利为最早由英国农场动物福利委员会（Farm Animal Welfare Council，FAWC）提出的动物福利五项基本原则，即五项自由。

（1）免于饥渴的自由：保障有新鲜的饮水和食物，以维持健康和活力，即生理福利。

（2）免于不适的自由：提供舒适的栖息环境，即环境福利。

（3）免于痛苦、伤害和疾病的自由：保证动物不受额外的疼痛，预防疾病并对患病动物进行及时的治疗，即卫生福利。

（4）表达天性的自由：提供足够的空间、适当的设施，和同类的伙伴在一起，即行为福利。

（5）免于恐惧和焦虑的自由：保障良好的条件和处置，不造成动物的精神压抑和痛苦，即心理福利。

二、动物实验中的 3R 原则

3R 原则是指在动物实验过程中通过坚持 Replacement（替代）、Reduction（减少）和 Refinement（优化）原则来解决实验动物的伦理问题。

（1）替代：替代原则是指使用低等级动物（牛蛙、昆虫）替代高等级哺乳动物，或不使用动物而采取其他方法达到与动物实验相同的目的。例如，用离体的细胞、组织、器官替代实验动物，以及采用计算机仿真、模拟动物实验等其他手段达到与动物实验相同的目的。

（2）减少：减少原则是指如果某一研究方案中必须使用实验动物，又没有可行的替代方法，则应尽量减少实验动物的使用数量，或利用一定量的动物获得多组数据的原则。

（3）优化：优化原则是指对必须使用的实验动物，尽量降低非人道方法的使用频率或危害程度。优化实验操作技术方法，防止或减少实验动物不必要的应激、痛苦和伤害，采取痛苦最少的方法处置动物。

三、机能学实验中的动物保护

（1）捉拿动物方法得当、动作轻柔，不得戏弄或虐待实验动物，防止引起动物的不安、惊恐、疼痛和损伤。

（2）在对活体动物进行手术时，需要进行有效麻醉。未达到理想麻醉状态前，不能进行手术。

（3）实验结束处死动物时应实施适合的安乐死。确认动物死亡后，需妥善处置尸体。

（4）在不影响实验结果判定的情况下，应尽早选择"仁慈终点"，尽可能缩短动物承受痛苦的时间。

实验动物是我们科研路上的好伙伴，其为人类科学的进步奉献了生命。遵守动物伦理规则，不只是为了顺利完成实验，也是对生命的尊重与爱护，让我们与实验动物共同探索生命科学的未知领域。

课后习题

模块二　基础性实验

项目一　血液系统实验

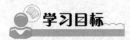 **学习目标**

知识目标

通过实验理解血液组成和功能，深入了解红细胞在生命活动过程中的作用以及其对不同环境的适应能力。分析体内、体外不同因素对血液凝固的影响和作用，从而深入了解血液凝固的机理。学会如何识别和对不同类型的血型分类。

能力目标

能正确应用红细胞渗透脆性的测定方法，能正确阐述细胞外液渗透压对维持红细胞正常形态与生理功能的重要性；完成实验条件下血液凝固时间的测定，能正确阐述血液凝固的基本过程及影响因素；能独立完成血型测定的实验操作，能正确阐述ABO血型分型依据及输血原则。在实验的操作过程中，锻炼实际动手能力，加强理论知识和临床技能的学习，培养应用理论知识分析实际问题的能力。

素质目标

通过实验操作，培养科学求实精神和团队协作精神。

项目导入

血液在心血管系统中循环流动。血液具有运输功能，能将氧气、营养物质等运至全身，又将代谢产物运输到排泄器官排出体外；血液含有多种缓冲物质，可以缓冲酸性代谢产物引起 pH值变化；血液有利于维持体温的相对稳定；血液还可参与生理止血功能和机体外防御功能。请分析以下临床案例。

男性，28岁，因"反复皮肤、巩膜黄染"入院。既往有"缺铁性贫血"病史。入院检查：面色晦暗，皮肤、巩膜中度黄染，脾肋下 5 cm 可触及。实验室检查：血清游离胆红素增高，红细胞发生溶血比例增加。渗透脆性实验提示：红细胞脆性增加。临床诊断：遗传性球形红细胞增多症。

案例讨论：该患者的红细胞脆性为什么会增加？红细胞有哪些生理特性？

任务一 测定红细胞渗透脆性

一、学习任务

学习红细胞渗透脆性的测定方法，探讨红细胞的生理特性对于维持红细胞正常形态与功能的重要意义。

二、任务原理

正常情况下，哺乳动物红细胞内的渗透压与血浆的渗透压相等，约相当于 0.9% NaCl 溶液的渗透压。因此，将正常红细胞置于低渗 NaCl 溶液中可观察到，在细胞膜内外渗透压差的作用下，水分进入红细胞内使之膨胀甚至破裂，发生溶血。正常红细胞膜对低渗盐溶液具有一定的抵抗力，这种抵抗力的大小用渗透脆性表示。本实验将血液滴入一系列浓度递减的低渗 NaCl 溶液中，开始出现溶血现象的低渗 NaCl 溶液浓度，为该血液红细胞的最小抵抗力，即最大渗透脆性（正常为 0.42%～0.46%）。刚达到完全溶血的低渗 NaCl 溶液浓度，则为该血液红细胞的最大抵抗力，即最小渗透脆性（正常为 0.28%～0.32%）。渗透脆性越大表示红细胞对低渗盐溶液的抵抗力越小，红细胞越容易破裂，如衰老的红细胞脆性增大。

三、实验操作

【实验材料】

（1）实验动物：家兔。

（2）实验器材：试管架 1 个、小试管 10 支、2 mL 移液管 2 支、2 mL 注射器 1 支、6 号针头 1 个、洗耳球 2 个。

（3）实验药品：1% NaCl 溶液、蒸馏水。

【实验方法】

（1）制备不同浓度的低渗 NaCl 溶液：取小试管 10 支，编号后依次排列在试管架上，按照表 2-1 的要求，使用移液管分别向各试管中准确加入 1% NaCl 溶液和蒸馏水，混匀后便可得到 10 种不同浓度的低渗盐溶液。

（2）采集血液标本：用干净的 2 mL 注射器从家兔的颈外静脉取血 1 mL，往上述每支试管内各加入 1 滴血液，血滴的大小要尽量保持一致。将各试管中的 NaCl 溶液与血液充分混合（轻轻摇匀，防止细胞破裂）。在室温下静置 1 h。

【观察项目】

（1）观察各试管混合液的色调和透明度，所得的结果可能有无溶血、不完全溶血和完全溶血三种。将观察结果填入表 2-1 中。

1）无溶血（－）：试管内液体分层，下层为浑浊红色的液体，上层为透明无色或极淡红色的液体，表示无红细胞破裂。

2）不完全溶血（±）：试管内液体分层，下层为浑浊红色的液体，上层为透明红色的液体，表示部分红细胞破裂。

3）完全溶血（＋）：试管内液体不分层，完全变成透明红色，说明红细胞全部破裂。

（2）在 10 支试管中寻找代表红细胞最大脆性和最小脆性的试管，指出其相应的低渗 NaCl 浓度。

【实验流程】

测定红细胞渗透脆性操作流程如图 2-1 所示。

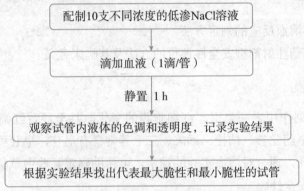

图2-1 测定红细胞渗透脆性操作流程

【结果记录】

表2-1 红细胞渗透脆性试验溶液配制及结果

试管号	1	2	3	4	5	6	7	8	9	10
1% NaCl/mL	1.40	1.30	1.20	1.10	1.00	0.90	0.80	0.70	0.60	0.50
蒸馏水/mL	0.60	0.70	0.80	0.90	1.00	1.10	1.20	1.30	1.40	1.50
NaCl浓度/%	0.70	0.65	0.60	0.55	0.50	0.45	0.40	0.35	0.30	0.25
结果										

注：无溶血用"－"表示；不完全溶血用"±"表示；完全溶血用"＋"表示。

【注意事项】

（1）试管应按顺序排放，切勿混淆。

（2）移液管不能混用。吸取 NaCl 溶液和蒸馏水的量要准确。

（3）向试管内滴加血液时应靠近液面，轻轻滴入。加入血液后轻轻混匀溶液即可，切勿剧烈振荡，以免人为造成红细胞破裂而形成假象。

（4）观察实验结果时应水平端起试管架进行观察，勿将试管从试管架上拿出。

四、问题与思考

（1）红细胞渗透脆性与红细胞膜对低渗盐溶液的抵抗力呈何种关系？脆性的大小说明什么？

（2）测定红细胞渗透脆性有何临床意义？

任务二 观察药物溶血性

一、学习任务

（1）学习药物溶血反应的判定方法。

（2）了解中草药注射剂型安全性评价的方法及其临床意义。

二、任务原理

某些药品的毒副作用之一是引起红细胞膜的变化，甚至导致红细胞膜破裂，严重时可危及生命。如中草药党参、桔梗、远志、三七等常含有皂苷，皂苷可使红细胞破裂和溶解，产生溶血。因此，通过对溶血实验的观察，可帮助确定某些中草药注射剂，特别是供静脉注射用药品的安全性。

三、实验操作

【实验材料】

（1）实验动物：健康成年家兔，体重为 2.0 ～ 2.5 kg，雌雄不限。

（2）实验器材：离心机 1 台、恒温水浴箱 1 台、50 mL 烧杯 1 个、20 mL 注射器 1 支、6 号针头 1 个、5 mL 试管 7 支、试管架 1 个、离心管 1 支、移液管 4 支、洗耳球若干个、竹扦若干。

（3）实验药品：蒸馏水、生理盐水、供试药品（4 g/L 桔梗切片煎剂）。

【实验方法】

（1）红细胞混悬液的制备：取家兔 1 只，称重，麻醉。从颈外静脉取血约 20 mL，注入烧杯中，用竹扦缓慢搅拌去除纤维蛋白。将血液移入离心管内，加入生理盐水 5 ～ 10 mL，混匀后离心 5 min（2 000 ～ 2 500 r/min），弃去上清液。重复操作 3 次，直到红细胞被洗净，上清液不再呈现黄色为止。将所得红细胞按其容积用生理盐水稀释成 2% 的混悬液（红细胞 2 mL，加生理盐水至 100 mL）。

（2）各种浓度溶液的制备：取试管 7 支，编号后依次排列在试管架上，按表 2-2 所示加入各种溶液。第 6 管不加供试药品溶液，作为空白对照管；第 7 管不加供试药品溶液，并用蒸馏水代替生理盐水，作为阳性对照管。将各管轻轻混匀，在 37 ℃水浴中保温 1 h。

【观察项目】

按下列标准，对实验结果作出判断。

（1）无溶血（－）：试管内液体分层，下层为浑浊红色的液体，上层为透明无色或极淡红色的液体，说明无红细胞破裂。

（2）不完全溶血（±）：试管内液体分层，下层为浑浊红色的液体，上层为透明红色的液体，说明部分红细胞发生破裂。

（3）完全溶血（＋）：试管内液体不分层，完全变成透明红色，说明红细胞全部破裂。

（4）红细胞凝集：试管内出现红色或棕红色絮状沉淀，振摇后不能分散，说明红细胞聚集、粘连，发生凝集。

一般认为，凡是 1 h 后第 3 管或第 3 管以前的各管出现完全溶血、不完全溶血或出现红细胞凝集反应的制剂，不宜供静脉注射使用。

【实验流程】

药物溶血性实验操作流程如图 2-2 所示。

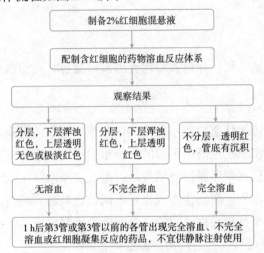

图2-2　药物溶血性实验操作流程

【结果记录】

各试管 37 ℃水浴 1 h 后取出，观察、记录实验结果（表 2-2）。

表2-2　供试药品对红细胞的影响

试管号	1	2	3	4	5	6	7
2%红细胞混悬液/mL	2.5	2.5	2.5	2.5	2.5	2.5	2.5
生理盐水/mL	2.4	2.3	2.2	2.1	2.0	2.5	—
蒸馏水/mL	—	—	—	—	—	—	2.5
供试药品溶液/mL	0.1	0.2	0.3	0.4	0.5	—	—
结果							

注：无溶血用"－"表示；不完全溶血用"±"表示；完全溶血用"＋"表示。

【注意事项】

（1）实验时按表 2-2 的顺序加液，即先加红细胞混悬液、生理盐水或蒸馏水，后加供试药品，避免局部药液浓度过高或加液顺序不同影响结果。

（2）室内温度和观察时间对某些中草药注射剂的溶血试验有影响，故统一以 37 ℃条件下观察 1 h 的结果为准。

（3）实验过程中动作要轻柔，以防人为损伤红细胞，造成实验结果假阳性。

四、问题与思考

（1）药物溶血实验对临床工作有什么指导意义？

（2）如果 1 h 后第 2 管出现部分溶血的药品，能否供静脉注射用？

任务三 观察分析血液凝固及其影响因素

一、学习任务

学习凝血时间的测定方法，探讨各种理化因素对凝血时间的影响。

二、任务原理

血液凝固是血液由流体状态变成不能流动的胶冻状凝块的过程，是发生在血浆中的一系列酶促连锁反应。其实质是血液中可溶的纤维蛋白原变成不可溶的纤维蛋白。血液凝固的过程分为三个阶段：凝血酶原激活物的形成；凝血酶原激活生成凝血酶；纤维蛋白原转变成纤维蛋白。根据凝血酶原激活物形成途径不同，血液凝固的过程分为两条途径：一是参与凝血的全部凝血因子都存在血液中的，称为内源性凝血途径；二是有来自血管外的组织因子（FⅢ）参与凝血过程，称为外源性凝血途径。

血液凝固过程受体内、体外诸多理化因素和生物因素的影响，如温度、接触面粗糙程度、Ca^{2+}、抗凝剂等。控制这些因素，就可以影响血液凝固，延长或缩短凝血时间。

三、实验操作

【实验材料】

（1）实验动物：家兔。

（2）实验器材：兔手术器械、恒温水浴箱、秒表、试管。

（3）实验药品：20% 氨基甲酸乙酯溶液、0.1% 肝素溶液、草酸钾溶液、2% $CaCl_2$ 溶液。

【实验方法】

将兔称重后，按 4～5 mL/kg 的剂量经耳缘静脉缓慢注射 20% 氨基甲酸乙酯溶液进行麻醉，仰卧位固定于兔手术台上。做颈部正中切口，行颈总动脉插管术，以备取血。

【观察项目】

（1）观察纤维蛋白原在血液凝固中的作用：经颈总动脉放血 5 mL，放入小试管中，用玻璃棒轻轻按同一方向搅拌，使凝血过程中生成的纤维蛋白全部缠绕到玻璃棒上，直至纤维蛋白全部去除。取出玻璃棒，用水冲洗，观察纤维蛋白的颜色和形态，以及经过这样处理的血液是否还会发生凝固。

（2）观察各种因素对血液凝固的影响：取干燥、洁净小试管 9 支，编号后置于试管架上，按表 2-3 准备各种不同的实验条件。经由颈总动脉取血，各管加血 1 mL。自加血开始计时，每 15 s 倾斜试管一次，观察血液是否凝固，直至血液呈凝胶状不再流动为止，记录凝血时间。在本实验条件下，超过 30 min 血液未凝者可视为"不凝血"。

（3）观察 Ca^{2+} 在血液凝固过程中的作用：若 30 min 后，第 6 管和第 7 管不凝血，则将两支试管取出，分别加入 2% $CaCl_2$ 溶液 0.1 mL，继续观察试管内的血液是否凝固。

【实验流程】

观察分析血液凝固及其影响因素流程如图 2-3 所示。

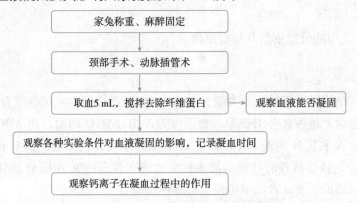

图2-3 观察分析血液凝固及其影响因素流程

【结果记录】

表2-3 血液凝固及其影响因素实验结果

试管号	实验条件	凝血时间/min
1	对照管（不加任何处理）	
2	用石蜡油润滑试管内壁	
3	加入少许棉花	
4	放置在 0 ℃ 冰水中	
5	放置在 40 ℃ 恒温水浴箱内保温	
6	加入草酸钾溶液 1 ~ 2 mg	
7	加入 0.1% 肝素溶液 0.1 mL	
8	30 min 后，若 6 号管不凝血，再加入 2% $CaCl_2$ 溶液 0.1 mL	
9	30 min 后，若 7 号管不凝血，再加入 2% $CaCl_2$ 溶液 0.1 mL	

【注意事项】

（1）准确记录凝血时间。

（2）拿试管时不要握住试管的底部，以免手的温度影响结果。

（3）每支试管的采血量需要保持一致。

（4）一般以每隔 15 s 倾斜试管达 45°角时，试管内血液不见流动为血液凝固标准。

四、问题与思考

（1）影响血液凝固的因素有哪些？

（2）临床上常用肝素、枸橼酸钠抗凝，它们的作用机制是否相同？

任务四　测定 ABO 血型

一、学习任务

探讨 ABO 血型的分型依据及分型原理。

二、任务原理

血型是指红细胞膜上特异抗原类型。在 ABO 血型系统中，红细胞膜有 A 和 B 两种抗原，根据红细胞膜上是否含 A、B 抗原，血型分为 A、B、AB、O 四型。而 ABO 血型系统中，血清中抗体有抗 A 和抗 B 两种。A 抗原遇到抗 A 抗体或 B 抗原遇到抗 B 抗体则产生凝集现象。血型鉴定是将受试者的红细胞加入标准血清（含有抗 A 和抗 B 抗体）中，观察有无凝集现象，从而推断受试者红细胞膜上有哪种抗原。

三、实验操作

【实验材料】

（1）实验对象：人。

（2）实验器材：一次性采血针、载玻片、棉球、无菌棉签、记号笔。

（3）实验药品：抗 A 和抗 B 标准血清、75% 乙醇。

【实验方法】

（1）在载玻片的第 1 格内悬空滴加抗 A 标准血清，在第 2 格内悬空滴加抗 B 标准血清。

（2）用 75% 乙醇棉球消毒被测者无名指或中指指尖。

（3）用无菌采血针快速穿刺已消毒指尖。

（4）用去掉棉花的无菌棉签棒两端各蘸取半滴血液分别与载玻片上两侧凹面的标准血清搅拌混匀。

（5）于 5 min 内观察实验结果。

【观察项目】

（1）把载玻片置于白色背景下观察有无红细胞凝集现象。

（2）结果判定。

1）A 型：A 型血红细胞上只含有 A 抗原，即只在加抗 A 血型定型试剂一侧发生凝集，加抗 B 血型定型试剂一侧不发生凝集。

2）B 型：B 型血红细胞上只含有 B 抗原，即只在加抗 B 血型定型试剂一侧发生凝集，加抗 A 血型定型试剂一侧不发生凝集。

3）AB 型：AB 型血红细胞上既含有 A 抗原，也含有 B 抗原，即在加抗 A、抗 B 血型定型试剂两侧均发生凝集。

4）O 型：O 型血红细胞膜无 A 抗原和 B 抗原，即在加抗 A 血型定型试剂和抗 B 血型定型试剂的血液两侧均不发生凝集。

【实验流程】

ABO 血型鉴定实验操作流程如图 2-4 所示。

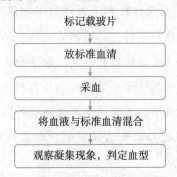

图2-4　ABO血型鉴定实验操作流程

【结果记录】

最少找 4 位不相同凝集现象的同学的实验结果并记录在表 2-4 中。

表2-4　ABO血型鉴定实验结果记录表

姓名	抗A标准血清	抗B标准血清	血型

【注意事项】

（1）采出的血液应迅速加入标准血清中，防止血液凝固。

（2）避免用同一端棉签将血液与两侧标准血清搅拌混匀。

四、问题与思考

（1）ABO 血型判定的依据是什么？

（2）输血前为什么要鉴定血型？

课后习题

项目二　循环系统实验

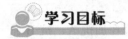

学习目标

知识目标

通过实验理解神经、体液因素对心脏和血管活动的影响。掌握血压的正常值，了解血压测定在临床工作中的意义。

能力目标

熟练应用家兔基本手术操作技术、离体蛙心灌流手术操作技术，熟练使用仪器设备完成实验结果记录和分析，正确阐述动脉血压的形成和影响因素、颈动脉窦和主动脉弓压力感受性反射的机制、肾上腺素和去甲肾上腺素对心血管活动的调节；正确阐述心脏的解剖结构、心脏活动与其内环境理化因素的联系；熟练使用血压计测量人体动脉血压，正确阐述人体通过神经和体液调节，循环功能产生的适应性变化。加强理论知识和临床技能，培养应用理论知识分析实际问题的能力。

素质目标

通过实验操作，培养科学求实和团队协作精神。

项目导入

循环系统主要由心脏和血管组成。心脏是推动血液流动的动力器官，血管是血液流动的通道和物质交换的场所。研究表明，心脏和血管还具有内分泌功能。请分析以下临床案例。

男性，72岁，因"发现颈部肿物1周，突发意识不清2天"入院。既往冠心病病史15年，脑梗死病史2年。入院 CT 检查：颈部多发肿大淋巴结，考虑转移癌。双肺呼吸音粗，未闻及干湿啰音。PET-CT显示：原发性肺癌。临床诊断：肺癌合并颈动脉窦综合征。

案例讨论： 该患者颈动脉窦受压迫发生的原因是什么？颈动脉窦受压迫时血压会如何变化？实验中如何复制颈动脉窦受压迫现象？

任务一　观察分析兔动脉血压调节的影响因素

一、学习任务

学习直接测量动脉血压的实验方法。观察神经、体液因素对动脉血压的影响。探讨调节动脉血压保持相对恒定的原理及重要意义。

二、任务原理

在内、外环境发生变化时，机体的神经、体液因素可对心血管活动进行调节，用于维持各组织、器官的血流量相对恒定，维持动脉血压相对稳定。本实验通过动脉血压的变化来反映心血管活动的变化。

心血管活动的神经调节是通过各种心血管反射来实现的。心脏受交感神经和迷走神经支配。心脏交感神经兴奋时心率加快、心肌收缩力增强、心输出量增加。心脏迷走神经兴奋时心率减慢、心肌收缩力减弱、心输出量减少。体内绝大多数血管受交感缩血管神经纤维单一支配，其兴奋时血管收缩、外周阻力增大。

心血管反射中最重要的是颈动脉窦和主动脉弓压力感受性反射，即减压反射。该反射通过改变心输出量和外周阻力，进而对动脉血压进行调节。

心血管活动还受体液因素的调节，如肾上腺髓质分泌的肾上腺素和去甲肾上腺素，通过与心肌和血管平滑肌上相应受体结合而发挥作用，引起心血管活动发生相应的变化。

三、实验操作

【实验材料】

（1）实验动物：家兔。

（2）实验器材：BL-420I生物机能实验系统、压力换能器、保护电极、哺乳类动物手术器械、兔手术台、注射器、玻璃分针、动脉插管、动脉夹。

（3）实验药品：生理盐水、20%氨基甲酸乙酯溶液、0.2%肝素溶液、0.1%肾上腺素溶液、0.01%去甲肾上腺素溶液。

【实验方法】

（1）称重、麻醉、固定：正确捉拿家兔，称重。经耳缘静脉注射20%氨基甲酸乙酯溶液4～5 mL/kg进行麻醉，随后仰卧位固定于兔手术台上。

（2）分离颈部神经和血管：剪去兔颈部被毛，沿颈正中线切开皮肤（长度为5～7 cm），钝性分离皮下组织和肌肉。分离家兔右侧迷走神经、减压神经及颈总动脉，并在动脉及各神经下穿不同颜色丝线备用。

（3）颈总动脉插管：分离左侧颈总动脉，进行颈总动脉插管。插管成功后，固定与动脉插管连接的压力换能器，保持动脉插管与血管在同一直线上，且压力换能器的高度与家兔心脏维持在同一水平。

（4）启动计算机：启动并进入 BL-420I 生物机能实验系统。在软件主界面中依次执行"菜单条"—"实验项目"—"循环系统实验"—"兔动脉血压调节"命令开始实验。转动与动脉插管连接的三通阀开关，连通颈总动脉插管与压力换能器，即可观察动脉血压和心率的变化。

【观察项目】

（1）描记正常血压和心率：血压曲线中可见到三级波（图 2-5），同时可反映出心率的变化。

1）一级波（心搏波）：是由心室舒缩所引起的血压波动，心缩时上升，心舒时下降，其频率与心率一致。

2）二级波（呼吸波）：是由于呼吸运动所引起的血压波动，吸气时血压先下降，继而上升，呼气时血压先上升，继而下降，其频率与呼吸频率一致。

3）三级波（中枢波）：不常出现，可能由心血管中枢的紧张性活动周期变化所致。

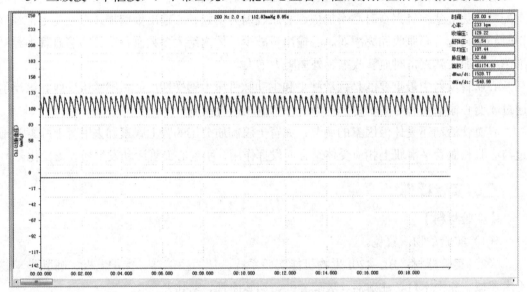

图2-5　家兔动脉血压曲线

（2）夹闭一侧颈总动脉：用动脉夹夹闭右侧颈总动脉，阻断血流 15 s，观察、记录血压和心率的变化。

（3）电刺激减压神经：结扎右侧减压神经，在结扎线远心端剪断神经，将其中枢端置于保护电极上。在刺激参数调节区设置刺激参数（连续单刺激，强度为 3 ～ 5 V，波宽 2 ms，延时为 100 ms，频率为 50 ～ 80 Hz），启动电刺激，观察、记录血压和心率的变化。

（4）电刺激迷走神经外周端：结扎右侧迷走神经，在结扎线近心端剪断神经，将其外周端置于保护电极上。再次启动电刺激（参数与上一步骤相同），观察、记录血压和心率的变化。

（5）注射肾上腺素：经耳缘静脉注射 0.1% 肾上腺素溶液 0.3 ～ 0.4 mL，观察、记录血压和心率的变化。

（6）注射去甲肾上腺素：经耳缘静脉注射 0.01% 去甲肾上腺素溶液 0.3 ～ 0.4 mL，观察、记录血压和心率的变化。

【实验流程】

观察分析兔动脉血压调节的影响因素操作流程如图 2-6 所示。

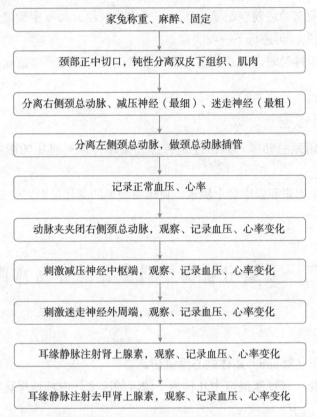

家兔称重、麻醉、固定

↓

颈部正中切口，钝性分离双皮下组织、肌肉

↓

分离右侧颈总动脉、减压神经（最细）、迷走神经（最粗）

↓

分离左侧颈总动脉，做颈总动脉插管

↓

记录正常血压、心率

↓

动脉夹夹闭右侧颈总动脉，观察、记录血压、心率变化

↓

刺激减压神经中枢端，观察、记录血压、心率变化

↓

刺激迷走神经外周端，观察、记录血压、心率变化

↓

耳缘静脉注射肾上腺素，观察、记录血压、心率变化

↓

耳缘静脉注射去甲肾上腺素，观察、记录血压、心率变化

图2-6　观察分析兔动脉血压调节的影响因素操作流程

【结果记录】

兔动脉血压调节的影响因素实验结果记录见表 2-5。

表2-5　兔动脉血压调节的影响因素实验结果记录

观察项目	血压/mmHg		心率/（次·min⁻¹）	
	实验前	实验后	实验前	实验后
1.正常血压、心率				
2.夹闭一侧颈总动脉				
3.刺激减压神经中枢端				
4.刺激迷走神经外周端				
5.注射肾上腺素溶液				
6.注射去甲肾上腺素溶液				

【注意事项】

（1）麻醉应适量，麻醉过浅动物不安静，麻醉过深则动物反应不灵敏。

（2）手术过程中应尽量避免出血。分离神经应使用玻璃分针，实验过程中要注意保护神经，勿过度牵拉，并保持湿润。

（3）进行各项实验之前应记录血压、心率作为对照。每项实验之后需等药物（或刺激）的效应基本消失，再进行下一项实验。

（4）刺激迷走神经时，注意刺激的强度不要过强、时间不要过长，以免血压急剧下降，心脏停跳。

四、问题与思考

（1）比较夹闭颈总动脉、刺激迷走神经和减压神经对血压的影响有什么不同。为什么？

（2）注射肾上腺素和去甲肾上腺素，血压与心率的变化是否完全相同？为什么？

任务二　观察分析离子对离体蛙心活动的影响

一、学习任务

（1）学习斯氏（Straub）离体蛙心灌流法。

（2）通过实验，观察灌流液中几种离子浓度的改变（内环境理化因素变化）对心脏收缩活动的影响。

二、任务原理

蛙心的起搏点是静脉窦，能按一定节律自动产生兴奋，蛙心离体后，用理化性质类似于青蛙血浆的溶液做人工灌流，保持蛙心在适宜的环境中，在一定时间内，蛙心仍能产生正常的节律性活动。一旦适宜的环境被破坏，如改变灌流液的成分，心脏的活动就会受到影响。这说明内环境理化因素相对恒定是维持心脏正常节律性活动的必要条件。

三、实验操作

【实验材料】

（1）实验动物：青蛙。

（2）实验器材：蛙类手术器械、张力换能器、铁支架、万向爪式夹、滑轮、双凹夹、蛙心插管、蛙心夹、小烧杯、培养皿、治疗碗、滴管、空滴眼瓶。

（3）实验药品：任氏液、低钙任氏液（$CaCl_2$ 含量为一般任氏液的 1/4）、0.65% NaCl 溶液、1% KCl 溶液、2% $CaCl_2$ 溶液、3% 乳酸溶液、2.5% $NaHCO_3$ 溶液。

【实验方法】

（1）离体蛙心灌流模型制备。

（2）蛙心插管固定在万向爪式夹上，万向爪式夹固定在铁支架上。在心室舒张时，用蛙心夹夹住心尖约 1 mm，将蛙心夹上的细线向下置于滑轮凹槽并绕过滑轮，通过滑轮改变细线方向，向上连接到张力换能器，将心脏的舒缩活动所产生的张力变化传递给张力换能器，此项操作注意勿让蛙心受到过度牵拉，然后将张力换能器连接到计算机的第一通道接口。

（3）启动计算机，进入 BL-420I 生物机能实验系统，执行"实验项目"—"循环实验"—"蛙心灌流"，开始实验，即可观察心脏搏动的情况。

【观察项目】

（1）蛙心的心搏曲线：描记正常心搏曲线，根据曲线适当调节张力。向上移动的曲线表示心室收缩；向下移动的曲线表示心室舒张；曲线幅度的大小代表心脏收缩的强弱；曲线的规律性代表心跳的节律性；单位时间内波峰的个数代表心跳频率。

（2）依次加入下列溶液，并注意观察心率、心脏收缩强弱和节律的变化。

1）0.65% NaCl 溶液：将插管内任氏液全部吸出，换入 0.65% 氯化钠溶液，描记心搏曲线，当曲线出现变化后，立即用新鲜任氏液反复换洗，直至心搏曲线正常。

2）高钙任氏液：加入 1～2 滴 2% $CaCl_2$ 溶液于插管的任氏液中，观察心搏曲线的变化，当曲线出现变化后，立即用新鲜任氏液反复换洗直至心搏曲线恢复正常。

3）高钾任氏液：加入 1～2 滴 1% KCl 溶液于插管的任氏液中，观察心搏曲线的变化，当曲线出现变化后，立即用新鲜任氏液反复换洗，直至心搏曲线正常。

4）低钙任氏液：将插管内的任氏液全部吸出，换入低钙任氏液 1 mL，观察心搏曲线的变化，当曲线出现变化后，立即用新鲜任氏液反复换洗，直至心搏曲线正常。

5）乳酸和碳酸氢钠溶液：加入 3% 乳酸溶液 1～2 滴，观察心搏曲线的变化，然后加入 2.5% $NaHCO_3$ 溶液 1～2 滴，观察其恢复过程。

【实验流程】

观察分析离子对离体蛙心活动的影响操作流程如图 2-7 所示。

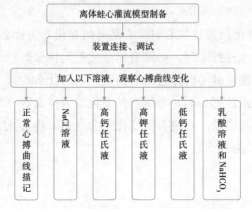

图2-7　离子对离体蛙心活动的影响操作流程

【结果记录】

不同离子对离体蛙心活动的影响结果记录见表2-6。

表2-6　不同离子对离体蛙心活动的影响结果记录

序号	药物名称及浓度	观察项目	心脏活动变化	
			心肌收缩力减弱	心肌收缩力加强
1	0.65% NaCl溶液	替换任氏液，观察后换洗		
2	2% CaCl$_2$溶液	加入1~2滴，观察后换洗		
3	1% KCl溶液	加入1~2滴，观察后换洗		
4	低钙任氏液	替换任氏液，观察后换洗		
5	3%乳酸溶液	加入1~2滴		
6	2.5% NaHCO$_3$溶液	加入1~2滴		

【注意事项】

（1）插入蛙心插管后，摘出心脏时，勿损伤静脉窦。

（2）蛙心夹应一次夹住心尖，不宜反复多次以致损伤心脏。

（3）各项实验效果明显后，应及时将插管内溶液吸出，用新鲜任氏液反复冲洗直至心搏曲线恢复正常后，再进行下一项实验。

（4）吸出任氏液和加入新鲜任氏液的滴管要专用，不可混淆。

（5）除最后一项外，都要求插管内的液面保持相同的高度。

（6）随时滴加任氏液于心脏表面使之保持湿润。

四、问题与思考

（1）用 0.65% NaCl 溶液灌注蛙心时，心跳有何变化？为什么？

（2）用高钙任氏液灌注蛙心时，心跳有何变化？为什么？

（3）用高钾任氏液灌注蛙心时，心跳有何变化？为什么？

（4）用低钙任氏液灌注蛙心时，心跳有何变化？为什么？

（5）加入 3% 乳酸溶液后，心跳有何变化？为什么？再加入 2.5% NaHCO$_3$ 碳酸氢钠溶液后，心跳有何变化？为什么？

任务三 测量人体血压

一、学习任务

学会测量动脉血压并掌握动脉血压正常值。

二、任务原理

通常所说的血压是指动脉血压。动脉血压是指血液对动脉管壁的侧压。临床上常用血压计来间接测量。

常用的血压计有水银柱式血压计和电子血压计。水银柱式血压计具有测量结果准确的优点，但是操作比较麻烦。电子血压计应用广泛、操作简单，但测的数值欠准确。本次实验主要使用水银柱式血压计测量动脉血压。

水银柱式血压计由水银柱管、袖带和橡皮球三部分组成。水银柱管是一个标有刻度的玻璃管。玻璃管上的刻度，一边是 0 ～ 40 kPa，每小格 0.5 kPa；另一边是 0 ～ 300 mmHg，每小格 2 mmHg，上端和大气相通，下端和储汞槽（储存有水银 60 g）相通。储汞槽带有阀门。袖带是一个外包布套的橡皮气囊，借橡皮管分别和储汞槽及橡皮球相通。橡皮球带阀门，橡皮球阀门的拧紧或放松分别用于充气或放气。

用水银柱式血压计测量动脉血压，测量部位通常为上臂的肱动脉。正常血液在血管内流动时并无声音，如果血液经过狭窄处形成涡流，则会发出声音。当用橡皮球囊将空气打入缠绕于上臂的袖带内，使其压力超过收缩压时，则完全阻断了肱动脉的血流，此时将听诊器放在被压的肱动脉远端，即听不到任何声音；如果缓慢放气降低袖带内压，当其压力刚低于收缩压而高于舒张压时，血液便断续冲过受压迫血管，形成涡流使血管壁振动而发出声音，此时可在被压迫的肱动脉远端听到声音。如继续放气，当外加压力等于舒张压时，则血管内血流由断续变成连续，声音便会突然由强变弱或消失。因此，当听到第一声时的最大外加压力相当于收缩压；当声音突然由强变弱或消失前最后一声的外加压力相当于舒张压。

三、实验操作

【实验材料】

（1）实验对象：人。

（2）实验器材：水银柱式血压计、电子血压计、听诊器。

【实验方法】

（1）熟悉水银柱式血压计及电子血压计的结构和使用方法。

（2）血压测定的准备工作（以使用水银柱式血压计测量为例）。

1）被测者安静休息 5 ～ 10 min，脱去一侧衣袖。前臂平放于桌面，掌心向上，保持前臂与心脏在同一水平。

2）先打开血压计储汞槽阀门，再拧松血压计橡皮球阀门，排空袖带内的余留空气，然后将袖带缠于被测者上臂。袖带下缘应距离肘横纹 2 ～ 3 cm，袖带松紧以刚好可以伸进一个手指为宜。

3）检查者带好听诊器（耳件弯曲的方向与外耳道一致），在被测者肘窝内侧触摸肱动脉搏动，将听诊器置于肱动脉搏动处。

【观察项目】

（1）测量收缩压：拧紧血压计橡皮球阀门，挤压橡皮球将空气打入袖带内，使血压计的水银柱逐渐上升，边充气边听诊，待听诊器内肱动脉搏动声消失，再继续充气 20 ～ 30 mmHg 即停止。然后松开橡皮球阀门，缓缓放出袖带内的空气，降低袖带内压力，使水银柱下降，同时仔细听诊。当开始听到"嘣嘣"样的第一个声音时，血压计上所示的刻度即代表收缩压。

（2）测量舒张压：继续缓慢放气并听诊，在声音由强变弱（或消失）的一瞬间，血压计上所示的刻度即代表舒张压。

（3）重复测量 1 次并记录、血压记录常以收缩压/舒张压〔mmHg 或（kPa）〕表示。

【实验流程】

测量人体血压操作流程如图 2-8 所示。

【结果记录】

动脉血压测量结果记录见表 2-7。

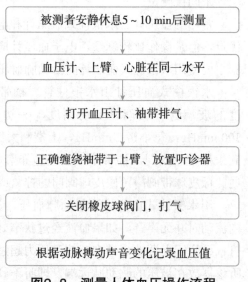

图2-8　测量人体血压操作流程

（流程图内容：
被测者安静休息5～10 min后测量
↓
血压计、上臂、心脏在同一水平
↓
打开血压计、袖带排气
↓
正确缠绕袖带于上臂、放置听诊器
↓
关闭橡皮球阀门，打气
↓
根据动脉搏动声音变化记录血压值）

表2-7　动脉血压测量结果记录

序号	姓名	第一次测量值 收缩压/舒张压/mmHg	第二次测量值 收缩压/舒张压/mmHg

【注意事项】

（1）室内必须保持安静，以利于听诊。

（2）不要在活动及情绪波动后测量，测量的过程中避免大声说话，避免过度紧张，测量血压前要休息至少 5 min。

（3）上臂位置应与心脏处于同一水平。血压计袖带应缠绕在上臂中部，袖带不宜太紧或太松。

（4）打开储汞槽阀门后，注意观察水银柱是否归零。如果未归零，则需将血压计倾斜45°使水银柱中的水银全部流回储汞槽中，关闭阀门后再重新打开。

（5）听诊器体件不能放在袖带底下进行测量。

（6）发现血压超出正常范围时，应让被测者休息10 min后复测。

（7）打气不能过猛、过高。

（8）盖上盒盖前先关闭储汞槽阀门。

四、问题与思考

（1）我国青少年动脉血压正常值是多少？

（2）简述动脉血压的形成及其影响因素。

课后习题

项目三 呼吸系统实验

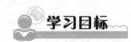 学习目标

知识目标

掌握PO_2降低、PCO_2升高、H^+浓度增加对呼吸运动的调节作用；掌握肺牵张反射过程。

能力目标

熟练应用家兔基本手术操作技术，熟练使用仪器设备完成实验结果记录和分析，正确阐述呼吸运动的基本环节和影响因素，培养应用理论知识分析实际问题的能力。

素质目标

通过小组实验操作及讨论分析问题，培养科学求实精神和团队协作精神。

项目导入

机体通过呼吸维持机体内环境O_2和CO_2含量的相对稳定，保证新陈代谢的正常运行。人体呼吸由三个相互衔接的环节组成：外呼吸；气体在血液中的运输；内呼吸。呼吸过程的任何一个环节发生障碍，均可导致组织缺氧和二氧化碳堆积，影响新陈代谢的正常运行和内环境稳定。请分析以下临床案例。

男性，60岁，长期吸烟史，近几年开始出现呼吸困难、咳嗽、咳痰等症状。体格检查显示患者有慢性气促，胸廓扩张度增大，呼吸音减弱。肺功能检查显示肺活量明显降低，呼气峰流量下降。临床诊断：肺气肿。

案例讨论：该肺气肿患者呼吸功能有何改变？机体呼吸运动受哪些因素调节？

任务 观察分析家兔呼吸运动的影响因素

一、学习任务

分析PO_2降低、PCO_2升高、H^+浓度增加对呼吸运动的影响，分析迷走神经在肺牵张反射过程中的作用。

二、任务原理

呼吸运动是呼吸中枢节律性活动的反映，在不同生理状态下，呼吸运动所发生的适应性变化有赖于神经系统的反射调节，其中较为重要的有化学感受性反射调节和肺牵张反射调节。体内外各种刺激可以作用于感受器反射性地影响呼吸运动。肺牵张反射改变也可以影响呼吸运动。

三、实验操作

【实验材料】

（1）实验动物：家兔。

（2）实验器材：BL-420I 生物机能实验系统、哺乳类动物手术器械、兔手术台、呼吸流量换能器、保护电极、球囊、50 cm 长的细橡皮管、5 mL 和 20 mL 注射器、6 号针头、手术缝线和纱布。

（3）实验药品：20% 氨基甲酸乙酯溶液、1% 普鲁卡因溶液、3% 乳酸溶液。

【实验方法】

1. 家兔手术

（1）称重、麻醉、固定：20% 氨基甲酸乙酯溶液按 4～5 mL/kg 经耳缘静脉缓慢注入，将麻醉好的家兔仰卧位固定于兔手术台上。

（2）气管插管：剪去颈部的毛，沿颈正中线做一长 5～7 cm 的切口，逐层分离直至气管，气管下方穿一根丝线，在甲状软骨环下第 3～4 软骨环之间做"⊥"形切口，迅速进行气管插管并固定。

（3）分离颈部左右两侧迷走神经，并在神经下穿丝线备用。

2. 连接实验装置

（1）呼吸流量换能器连接：将呼吸流量换能器连接到 BL-420I 生物机能实验系统的第 1 通道，再将呼吸流量头插到气管插管上。

（2）刺激器连接：刺激电极与 BL-420I 生物机能实验系统的刺激输出插孔连接。

3. 启动计算机

（1）启动并进入 BL-420I 生物机能实验系统，在软件主界面中依次执行"实验模块"—"呼吸系统"—"呼吸运动调节"命令，开始实验记录。

（2）参数调节：记录相关实验数据前，根据实验要求适当调整各项参数。

【观察项目】

（1）观察正常呼吸曲线。

（2）增大无效腔：将气管插管的侧管连接约 50 cm 长的细橡皮管，使家兔通过细橡皮管呼吸，观察呼吸频率和幅度变化。

（3）增加吸入气 CO_2 分压：将装有 CO_2 的球囊导气管靠近气管插管的侧管，慢慢松开球囊导气管的夹子，使 CO_2 随着吸气自然进入气管，从而使家兔吸入气 CO_2 浓度增加，观察呼吸频率和幅度变化。

（4）增加血液 H^+ 浓度：耳缘静脉快速注射 3% 乳酸溶液 2 mL，观察呼吸频率和幅度变化。

（5）剪断左侧迷走神经：观察呼吸频率和幅度变化。

（6）剪断右侧迷走神经：将右侧迷走神经结扎，在线结的外周端剪断神经，观察呼吸频率和幅度变化。

（7）刺激迷走神经中枢端：将右侧迷走神经的结扎线提起，并将右侧迷走神经中枢端搭在保护电极上，以 2 V、5 Hz 的连续电脉冲持续 10 s 刺激右侧迷走神经中枢端，观察呼吸频率和幅度变化。

【实验流程】

呼吸系统实验操作流程如图 2-9 所示。

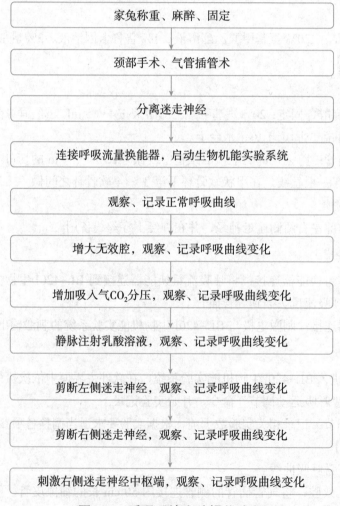

图2-9 呼吸系统实验操作流程

【结果记录】

将家兔实验后呼吸运动的变化记录于表 2-8 中。

表2-8　家兔实验后呼吸活动的变化记录表

观察项目	正常呼吸频率和幅度	实验后呼吸频率和幅度
1.增大无效腔		
2.增加吸入气CO_2分压		
3.增加血液H^+浓度		
4.剪断一侧迷走神经		
5.剪断两侧迷走神经		
6.刺激迷走神经中枢端		

【注意事项】

（1）麻醉应适量，麻醉过浅动物不安静，麻醉过深则动物反应不灵敏。

（2）手术过程中应尽量避免出血。分离神经应使用玻璃分针，操作要轻柔、仔细，勿过度牵拉，以免损伤神经。

（3）实验过程中应经常观察动物的状态，如呼吸、肢体运动等。

（4）每观察一个项目，要待家兔呼吸恢复正常后，才能进行下一步操作。

四、问题与思考

（1）说明实验各项目引起呼吸频率和幅度变化的机理。

（2）剪断两侧迷走神经前后，呼吸运动有何变化？迷走神经在节律性呼吸运动中起什么作用？

（3）剪断迷走神经后再刺激其中枢端，呼吸有何变化？为什么？

课后习题

项目四　消化系统实验

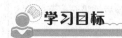 **学习目标**

知识目标

通过实验观察温度变化、酸碱、肾上腺素、乙酰胆碱等理化刺激对哺乳类动物离体小肠平滑肌运动的影响，加深对平滑肌基本特性的理解。

能力目标

熟练应用家兔基本手术操作技术，熟练使用仪器设备完成实验结果记录和分析，正确阐述消化道平滑肌的一般生理特性、小肠运动形式及生理作用，培养应用理论知识分析实际问题的能力。

素质目标

通过实验操作，培养分析能力和创新能力，提高职业行动能力；培养科学求实精神和团队协作精神。

项目导入

消化系统的主要功能是对食物进行消化和吸收，为机体提供各种营养物质，以满足机体新陈代谢的需要。通过消化管的运动产生机械性消化，将食物磨碎，与消化液混合，并将其向消化管远端推送；通过消化液的各种消化酶作用，食物中的大分子物质分解为小分子物质，有利于吸收。请分析以下临床案例。

女性，50岁，1 d前出现阵发性上腹部绞痛，解水样大便 6次，伴恶心、呕吐，无呕血及黑便，无发热。有食用街边快餐及饮用冷冻水等饮食史。临床诊断：急性胃肠炎。

案例讨论：急性胃肠炎的病因有哪些？消化道平滑肌的生理特性有哪些？如何通过实验进行观察？

任务　观察分析家兔消化道平滑肌生理特性

一、学习任务

（1）学习离体平滑肌运动的记录方法。

（2）观察哺乳类动物胃肠平滑肌的一般生理特性。

（3）观察分析各种因素对家兔小肠平滑肌生理特性的影响。

二、任务原理

消化道平滑肌有着不同于心肌和骨骼肌的特性，主要表现在其具有自动节律性，它的自动节律性缓慢而不规则、伸展性较大、兴奋性较低、具有一定的紧张性；对牵拉、温度变化、酸碱、肾上腺素、乙酰胆碱等理化刺激敏感，而对电刺激和切割不敏感。

动物的离体肠管在适宜的营养液中，仍可以保持其生理特性。本实验采用离体器官灌流方法，观察哺乳类动物胃肠平滑肌的一般特性；通过观察温度变化、酸碱等理化因素对离体小肠平滑肌运动的影响，加深对平滑肌基本特性的理解。

三、实验操作

【实验材料】

（1）实验动物：家兔。

（2）实验器材：家兔手术器械、张力换能器、恒温水浴槽、铁支架、双凹夹、温度计、烧杯、镊子、培养皿。

（3）实验药品：台氏液、1∶10 000 肾上腺素溶液、1∶100 000 乙酰胆碱溶液、1 mol/L NaOH 溶液、1 mol/L HCl 溶液、1% $CaCl_2$ 溶液。

【实验方法】

（1）测试装置准备：安置好恒温水浴槽，向恒温水浴槽中加入 2/3 自来水；再向药桶和预热桶内各加适量台氏液；接通恒温水浴槽电源，调节通气量，使药桶中出现气泡 1～2 个 /s。调节气量调节阀，使恒温水浴槽中连续出现较大的气泡，以保证在加热过程中对恒温水浴槽内的清水进行搅拌。

（2）制备离体标本：提起家兔后肢将其倒悬，用木锤猛击头枕部致昏迷。立即开腹，在十二指肠附近，剪取空肠和回肠上段 20～30 cm 长的肠段放入冷的台氏液中，沿肠壁剪去肠系膜，用台氏液冲净肠段中的内容物，把肠段剪成 2 cm 的肠管数小段，置于盛有新鲜台氏液的培养皿中备用。

（3）安置离体肠标本：取已制备好的一段肠管，在肠管两端对角处用丝线分别结扎，一端线系在 L 形小钩上，然后固定于药桶的底部；另一端线系于张力换能器应变梁的小孔上，并将张力换能器与 BL-420I 生物机能实验系统连接。调节肠肌负荷约 1 g。

（4）描记正常曲线：启动 BL-420I 生物机能实验系统，执行"实验项目"—"消化实验"—"消化道平滑肌的生理特性"命令，进入实验。描记一段正常收缩曲线，观察小肠肠管的收缩张力、幅度和频率。

（5）给药：用注射器依次向药桶中加入下列药物，观察并记录曲线变化。需换液时，通过恒温平滑肌槽的排液口，将药桶中的药液排出，然后向下按压预热桶中央的阀门开关。此时预热桶内的恒温台氏液（水温为 37～38 ℃）即排入药桶内。用预热桶内的台氏液连冲 3 次（每次进液保留时间为 2 min），再向药桶中加入适量台氏液，待曲线基本恢复且描记一段曲线后，再加入下一种药液。

【观察项目】

观察肠段正常收缩情况，比较不同因素施加前后肠段收缩频率、幅度和张力的变化（基线的高低变化表示肌肉张力的变化）。应注意，每一实验项目均应在计算机上做好标记。

（1）室温台氏液：观察室温台氏液中肠段活动情况。

（2）38 ℃台氏液：把恒温水浴槽的水温加热至（38±0.5）℃并维持。观察当台氏液维持在 38 ℃时肠段的收缩情况。

（3）乙酰胆碱：向药桶滴入 1∶100 000 乙酰胆碱溶液 1～2 滴，观察记录肠段收缩的频率、幅度和张力的变化，药物效应出现后，立即通过排液口放出药桶的所有台氏液，向下按压预热桶中央的阀门开关，用预热桶内的台氏液连续冲洗 3 次（每次进液保留时间为 2 min）（下同）。待离体小肠活动恢复平稳后，方可进行下一项实验。

（4）肾上腺素：向药桶中滴入 1∶10 000 肾上腺素溶液 1～2 滴，观察记录肠段收缩的影响变化，用 38 ℃台氏液反复冲洗 3 次。

（5）$CaCl_2$ 的作用：向药桶中滴入 1% $CaCl_2$ 溶液 1～2 滴，观察肠段收缩有何变化，反复冲洗。

（6）HCl 的作用：向药桶滴入 1 mol/L HCl 溶液 3～4 滴，观察肠段收缩情况，效果明显后，反复冲洗。

（7）NaOH 的作用：向药桶中滴入 1 mol/L NaOH 溶液 3～4 滴，观察肠段收缩情况，记录实验结果。

【实验流程】

观察分析家兔消化道平滑肌生理特性操作流程如图 2-10 所示。

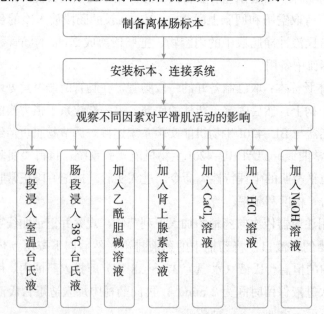

图2-10　观察分析家兔消化道平滑肌生理特性操作流程

【结果记录】

不同理化因素对家兔离体肠肌的影响结果记录表见表2-9。

表2-9　不同理化因素对家兔离体肠肌的影响结果记录表

序号	药物名称及浓度	观察项目	肠段收缩情况	
			收缩	松弛
1	室温台氏液	肠段浸入		
2	38 ℃台氏液	肠段浸入		
3	1:100 000乙酰胆碱溶液	加入1~2滴，记录后换洗		
4	1:10 000肾上腺素溶液	加入1~2滴，记录后换洗		
5	1% $CaCl_2$溶液	加入1~2滴，记录后换洗		
6	1 mol/L HCl溶液	加入3~4滴，记录后换洗		
7	1 mol/L NaOH溶液	加入3~4滴		

【注意事项】

（1）动物在实验前24 h禁食，但不禁水，以使肠内无粪便产生。

（2）制作肠段标本时，动作要轻柔，避免过多牵拉肠段，以免功能受损。

（3）肠管穿线要对角线单壁缝合，勿使肠管封闭。

（4）标本固定好后应立即启动加氧泵，以免肠段缺氧死亡。

（5）洗涤所用台氏液应保持在37～38 ℃。

（6）肠管与换能器的连接丝线均不能与恒温水浴槽壁接触，连接丝线不要太松或太紧。

（7）药物必须快速注入台氏液，不可直接滴于肠段上或沿管壁滴下。

四、问题与思考

（1）小肠平滑肌有什么生理特性？

（2）本实验中，各种理化因素影响小肠平滑肌运动的机制是什么？

课后习题

项目五　泌尿系统实验

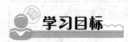

学习目标

知识目标

学习尿道插管术收集尿液的方法，观察各种因素对尿生成的影响，并分析其机制。

能力目标

熟练应用家兔基本手术操作技术，熟练使用仪器设备完成实验结果记录和分析，正确阐述尿生成的基本环节、影响肾排泄功能的主要因素，培养应用理论知识分析实际问题的能力。

在动物实验的操作过程中，锻炼实际动手能力，加强理论知识和临床技能的学习。

素质目标

通过实验操作，培养分析能力和创新能力，提高职业行动能力；培养科学求实精神和团队协作精神。

案例导入

肾是体内重要的排泄器官。血液流经肾脏时，经过肾小球滤过形成滤过液，再经肾小管和集合管的重吸收和分泌，形成尿液。尿的生成与排出是机体实现新陈代谢所必需的重要生理活动。肾脏还具有内分泌功能。请分析以下案例。

女性，57岁，症状有乏力、多饮、多尿、口干、饮食增多。近两个月体重从90 kg降到75 kg。空腹血糖为15 mmol/L，餐后2 h血糖为23 mmol/L。临床诊断：糖尿病。

案例讨论：糖尿病可能会引起尿液发生什么变化？影响尿液生成的因素有哪些？

任务　观察分析家兔尿生成的影响因素

一、学习任务

学习用急性实验方法观察影响尿生成的某些因素。

二、任务原理

尿生成包括三个环节。

（1）肾小球的滤过：当血液流经肾小球毛细血管时，血浆中的水和小分子物质经过滤过膜进入肾小囊腔形成原尿的过程。

（2）肾小管与集合管的重吸收：原尿从肾小囊进入肾小管后称为小管液，小管液在流经肾小管和集合管时，其中大部分的水和溶质被小管壁上皮细胞重新转运回血液的过程。

（3）肾小管与集合管的分泌与排泄：肾小管上皮细胞将自身代谢产生的物质或血液中的物质排入小管液的过程。

影响肾小球滤过的因素有滤过膜通透性和滤过膜面积、有效滤过压、肾血浆流量；影响肾小管和集合管的重吸收和分泌与排泄的因素有肾内自身调节、体液调节及神经调节等。

三、实验操作

【实验材料】

（1）实验动物：家兔。

（2）实验器材：婴儿秤、兔盒、兔手术台、哺乳动物手术器械、BL-420I 生物机能实验系统、保护电极、注射器、头皮针、气管插管、一次性导尿管或膀胱插管。

（3）实验药品：20% 氨基甲酸乙酯溶液、生理盐水、0.01% 去甲肾上腺素、呋塞米、20% 葡萄糖溶液、垂体后叶素、尿糖试纸。

【实验方法】

（1）称重、麻醉、固定：正确捉拿家兔，称重（kg）。耳缘静脉注射 20% 氨基甲酸乙酯溶液 4 ～ 5 mL/kg，麻醉后，仰卧位固定于兔手术台上。

（2）颈部手术：颈部剪毛，沿颈正中线剪开皮肤，钝性分离颈部肌肉，暴露气管进行气管插管。分离一侧迷走神经，在其下穿双线备用。

（3）尿道插管：对于雄性家兔，暴露尿道口，将涂有液状石蜡的导尿管以水平方向轻轻插入，当导尿管插入 7 ～ 8 cm 后进入膀胱，即可见尿液流出；对于雌性家兔，尿道口开口于阴道前庭，暴露阴道口，手持导尿管沿水平方向插入，当插入 1 ～ 2 cm 后即呈20° 斜向下、向前推进，插入 7 ～ 8 cm 后进入膀胱，即可见尿液流出。

（4）如不采用尿道插管，亦可进行膀胱插管（方法详见前文）。

【观察项目】

（1）实验前尿量：记录麻醉状态下的尿量（滴 /min）。

（2）增加血容量：耳缘静脉快速注射生理盐水 20 mL，观察尿量的变化。

（3）刺激迷走神经：将迷走神经外周端搭在刺激电极上，启动电刺激迷走神经外周端，观察尿量的变化。

（4）静脉注射高渗葡萄糖：注射前先用尿糖试纸做尿糖定性实验，然后耳缘静脉注射 20% 葡萄糖溶液 10 mL，观察尿量的变化。当尿量改变明显时，再做尿糖定性实验。

（5）静脉注射去甲肾上腺素：耳缘静脉注射 0.01% 去甲肾上腺素溶液 0.3 mL，观察尿量的变化。

（6）静脉注射呋塞米：耳缘静脉注射呋塞米 1 mL（5 mg/kg），观察尿量的变化。

（7）静脉注射垂体后叶素：耳缘静脉注射垂体后叶素 400 mL，观察尿量的变化。

【实验流程】

尿生成的影响因素、药物的利尿作用实验流程如图 2-11 所示。

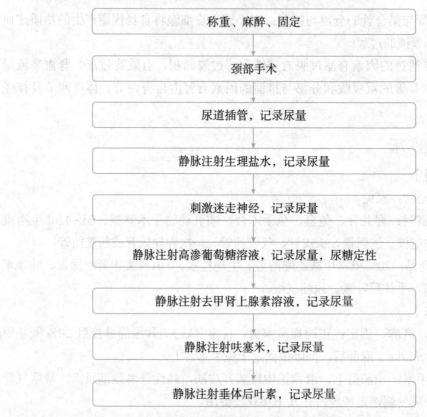

图2-11 尿生成的影响因素、药物的利尿作用实验流程

【结果记录】

将尿生成的影响因素、药物的利尿作用结果记录于表 2-10 中。

表2-10 家兔尿生成的影响因素结果记录表

观察项目	尿量/（滴·min^{-1}）	
	操作前	操作后
实验前尿量		
1.增加血容量		
2.刺激迷走神经		

观察项目	尿量/（滴·min⁻¹）			
	操作前		操作后	
3.静脉注射高渗葡萄糖溶液		尿糖（　　）		尿糖（　　）
4.静脉注射去甲肾上腺素溶液				
5.静脉注射呋塞米				
6.静脉注射垂体后叶素				

注：尿糖定性实验结果判断：根据尿中含糖量的多少，试纸呈现出深浅度不同的颜色变化，与瓶身标准色板比色为蓝色，说明尿中无糖，代表阴性结果，符号为（－）；呈绿色，为一个加号（＋），说明尿中含糖 0.3%～0.5%；呈黄绿色，为两个加号（＋＋），说明尿中含糖 0.5%～1.0%；呈橘黄色，为三个加号（＋＋＋）；尿中含糖 1%～2%；呈砖红色，为四个加号（＋＋＋＋）或以上，尿中含糖 2% 以上。

【注意事项】

（1）实验前应给家兔多喂青菜，以增加其基础尿量。

（2）观察项目的实施要按照实验步骤顺序进行，不能颠倒。

（3）雌兔插入导尿管时易误入子宫口进入宫腔，导尿管走行方向正确才能进入膀胱。

（4）导尿前仔细检查导尿管是否完好无损、有无抽吸不通畅现象。

四、问题与思考

（1）一次口服大量清水和静脉快速滴注大量生理盐水时，尿量变化有何异同？简述其作用机制。

（2）糖尿病患者为什么尿量增加？

课后习题

项目六　神经系统实验

知识目标 通过观察反射弧活动、骨骼肌收缩与刺激强度和频率的关系等生理过程，建立感性认识，并且能对理论学习中的骨骼肌收缩功能与神经系统的功能进行有机结合，增强分析综合能力。

能力目标

熟练应用蛙类基本手术操作技术，熟练使用仪器设备完成实验结果记录和分析，正确阐述脊髓的感觉传导功能，正确阐述实验中屈曲反射和搔扒反射的产生机制及意义，培养应用理论知识分析实际问题的能力。

在动物实验的操作过程中，锻炼实际动手能力，加强理论知识和临床技能的学习。

素质目标

通过实验操作，培养分析能力和创新能力，提高职业行动能力；培养科学求实精神和团队协作精神。

项目导入

在神经系统的调控下，体内各器官、系统协调统一完成整体功能活动，并对内、外环境变化做出适应性改变，以维持正常的生命活动。其中神经系统对各种姿势和随意运动的调节，都是复杂的反射活动。请分析以下案例。

男性，65岁，患有高血压5年、糖尿病3年。突发半身不遂，右侧肢体无力，言语表达困难，出现失语症状。伴有头痛，头晕，恶心，呕吐。脑 CT 显示脑梗死，血管造影显示病变脑动脉局部狭窄。临床诊断：脑梗死。

案例讨论：脑梗死为什么会引起半身不遂和失语症？神经调节的主要方式是什么？

任务　分析反射弧的作用

一、学习任务

分析反射弧的组成部分，探讨反射弧的完整性与反射活动的关系。

二、任务原理

神经调节是人体最重要的调节机制。反射是神经调节的基本方式。在中枢神经系统的参与下，机体对内外环境变化刺激所产生的具有适应性的反应过程称为反射。反射活动的结构基础是反射弧。反射弧包括感受器、传入神经、神经中枢、传出神经和效应器五个基本组成部分。反射通过反射弧的各组成部分所需的时间为反射时。反射弧的解剖结构和生理完整性是实现反射活动的重要条件，其中任何一个部分受到破坏，反射活动均无法实现。两栖类动物在断头后，各个组织器官功能仍可基本维持正常。断头后的各种单纯脊髓反射，有利于观察和分析反射活动的某些特征。本实验通过观察破坏脊蛙反射弧的不同环节的反射活动与正常的脊蛙的反射活动，证实反射弧的完整性与反射活动的关系。

三、实验操作

【实验材料】

（1）实验动物：蛙或蟾蜍。

（2）实验器材：蛙类手术器械 1 套、铁支架、双凹夹、肌夹（或铁钩）、培养皿、治疗碗、烧杯、滤纸片（约 1 cm×1 cm）、纱布、棉球。

（3）实验药品：0.5% 或 1% 硫酸溶液。

【实验方法】

（1）脊蛙制备：取蛙 1 只，沿蛙两鼓膜后缘连线将上方头颅剪掉，保留下颌，制备成脊蛙。

（2）固定脊蛙：用棉球堵塞创口止血，将脊蛙俯卧位固定在蛙板上，于右侧大腿背侧纵行剪开皮肤，用玻璃分针在股二头肌和半膜肌之间分离坐骨神经干，并在其下穿一根细线备用。

（3）用肌夹夹住蛙下颌（或将下颌挂在铁钩上），悬挂在铁支架上，待蛙的四肢变得松软后再开始实验观察。

【观察项目】

（1）观察屈曲反射：分别将蛙左、右后肢趾尖浸入装满 1% 硫酸溶液的培养皿中（两侧浸没的面积应相等，且仅限于趾尖），观察记录双侧后肢的反应。用秒表记录蛙足趾浸入硫酸溶液时至发生屈腿时所需要的时间，重复三次，求平均值，此值即反射时。用烧杯盛清水洗去脚趾皮肤上残留的硫酸，用纱布擦干。

（2）观察左后肢屈曲反射：沿蛙左后肢踝关节做一环形皮肤切口，彻底剥去踝关节以下皮肤，注意趾尖皮肤要剥干净，用 1% 硫酸溶液浸泡该侧趾尖，观察该侧后肢的反应。再将该侧后肢环形切口以上皮肤浸入 1% 硫酸溶液，观察小腿是否出现屈曲反射。用烧杯盛清水洗去皮肤上残留的硫酸，用纱布擦干。

（3）观察搔扒反射：将浸有 1% 硫酸溶液的滤纸片贴在蛙腹部皮肤上，观察蛙的反射活动。硫酸的刺激会使蛙四肢都向腹部贴有滤纸片的部位搔扒，直到将纸片除去为止。用清水冲洗皮肤，并用纱布擦干。

（4）观察右后肢屈曲反射：用 1% 硫酸溶液浸泡右侧趾尖，观察右后肢的反应。用清水冲洗皮肤，并用纱布擦干。提起细线，眼科剪剪断右侧坐骨神经干，再用 1% 硫酸溶液浸泡右侧趾尖，观察右后肢反应，并比较两次结果有何不同。

（5）观察捣毁脊髓后的反射活动：用探针插入脊髓腔内反复捣毁脊髓，将左侧后肢环形切口以上皮肤深浸入 1% 硫酸溶液，观察是否出现屈曲反射。用清水洗去皮肤上残留的硫酸，用纱布擦干。再用浸有 1% 硫酸溶液的滤纸片贴在蛙腹部皮肤上，观察是否出现搔扒反射。

【实验流程】

反射弧分析实验操作流程如图 2-12 所示。

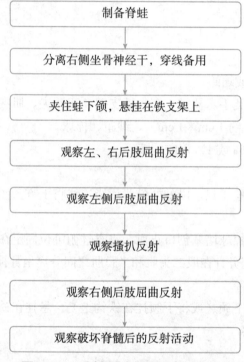

图2-12　反射弧分析实验操作流程

【结果记录】

将蛙后肢出现的反射活动记录在表 2-11 中。

表2-11　分析反射弧结果记录表

观察项目	左后肢反应	右后肢反应
1.硫酸刺激左、右后肢趾尖皮肤		
2.剥离左后肢踝关节下皮肤，用硫酸溶液刺激		
3.用硫酸溶液刺激腹部皮肤		

观察项目	左后肢反应	右后肢反应
4.剪断右侧坐骨神经，用硫酸溶液刺激		
5.破坏脊髓后，用硫酸溶液刺激		

注：实验结果使用文字表述：无反应或填写反应名称（如屈曲反射、搔扒反射等）。

【注意事项】

（1）每次浸泡硫酸溶液后，应用清水清洗皮肤，并用纱布擦拭干净，以避免硫酸的持续作用或其浓度发生变化而影响实验结果。

（2）每次浸入硫酸的足趾面积应恒定，以保持刺激强度一致，同时不能触及培养皿的任何部位。

（3）剪断坐骨神经干时应将可见的分支一起剪断。

四、问题与思考

（1）屈曲反射的反射弧具体由哪些部分组成？

（2）剥去踝关节以下皮肤，不再出现屈曲反射，是反射弧的哪一部分损伤了？

课后习题

项目七　药物作用规律

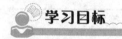 **学习目标**

知识目标

通过观察不同的给药途径和不同的给药剂量对药物作用的影响，建立对药物量效关系的理性认识，知道合理用药的重要性和科学性。

能力目标

熟练应用小鼠基本手术操作技术，熟练使用仪器设备完成实验结果记录和分析，正确阐述常用的给药途径和影响药物作用的主要因素，培养应用理论知识分析实际问题的能力，锻炼指导合理用药的能力。

素质目标

通过实验操作，培养观察和分析能力，提高用药指导的职业素养。

项目导入

药物在体内的过程包括吸收、分布、代谢和排泄，这些过程对药物的作用和效果具有重要影响。影响药物作用的因素很多，用药时必须充分了解影响药物作用的因素，才能获得良好的治疗效果。请分析以下案例。

女性，85岁，6 h前未知原因下自行吞服舒乐安定30粒，后昏睡。入院查体：神志昏迷，双侧瞳孔等大等圆，光反应存在。双肺听诊呼吸音粗，双下肺闻及啰音，腹平软，无压痛反跳痛等。既往有高血压、冠心病病史。临床诊断：安眠药中毒。

案例讨论： 镇静催眠药急性中毒有哪些治疗措施？镇静催眠药的药理作用和不良反应是什么？

任务一　观察不同给药途径对药物作用的影响

一、学习任务

（1）观察尼可刹米不同给药途径对药物作用的影响。

（2）观察硫酸镁不同给药途径对药物作用的影响。

二、任务原理

同一药物给药途径不同，药物的吸收速度、起效快慢、药效的强弱不同；不同的给药途径，有时也会产生不同的作用。

尼可刹米为呼吸中枢兴奋药，随着吸收量的增加作用增强，过度兴奋作用转为抑制，相应表现为兴奋、惊厥、死亡等。

当硫酸镁大量口服后，其硫酸根离子、镁离子在肠道难吸收，肠腔内高渗可抑制肠内水分吸收，并促进组织水分向肠腔转移，增加肠腔容积，刺激肠蠕动，具有导泻、利胆作用。注射硫酸镁能抑制中枢及外周神经系统，使骨骼肌、心肌、血管平滑肌松弛，发挥降压和抗惊厥作用。

三、实验操作

（一）尼可刹米不同给药途径对药物作用的影响

【实验材料】

（1）实验动物：小鼠，雌雄不限，体重为 18 ～ 22 g。

（2）实验器材：小动物电子秤 1 台、1 mL 注射器 3 支、鼠笼。

（3）实验药品：2% 尼可刹米溶液。

【实验方法】

（1）取小鼠 3 只，称重、编号，观察小鼠的正常活动情况。

（2）1 号小鼠灌胃 2% 尼可刹米溶液 0.2 mL/10 g，2 号小鼠皮下注射 2% 尼可刹米溶液 0.2 mL/10 g，3 号小鼠腹腔注射 2% 尼可刹米溶液 0.2 mL/10 g。给药后立即记录时间，并记录各小鼠首次出现跳跃的时间。

【观察项目】

观察各小鼠是否出现兴奋、惊厥或死亡。

【实验流程】

尼可刹米不同给药途径对药物作用的影响操作流程如图 2-13 所示。

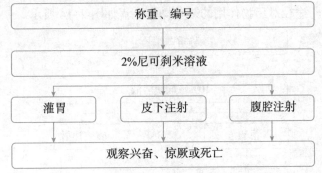

图2-13　尼可刹米不同给药途径对药物作用的影响操作流程

【结果记录】

尼可刹米不同给药途径对药物作用的影响记录在表 2-12 中。

表2-12　尼可刹米不同给药途径对药物作用的影响

小鼠编号	体重	剂量/mL	给药途径	给药后反应
1号				
2号				
3号				

【注意事项】

（1）腹腔注射时勿注入皮下，不可伤及内脏。

（2）注射尼可刹米溶液后药物作用发生较快，要密切观察小白鼠。兴奋表现为抓脸、竖尾、跳跃等；惊厥表现为骨骼肌阵挛性或强直性抽搐，常为全身性、对称性。

（二）硫酸镁不同给药途径对药物作用的影响

【实验材料】

（1）实验动物：小鼠，雌雄不限，体重为 18 ～ 22 g。

（2）实验器材：小动物电子秤 1 台、1 mL 注射器 1 支、灌胃针头 1 个、鼠笼。

（3）实验药品：10% 硫酸镁溶液。

【实验方法】

（1）取小鼠 2 只，称重、编号，观察小鼠的活动、呼吸、肌张力和粪便量。

（2）1 号小鼠腹腔注射 10% 硫酸镁溶液 0.2 mL/10 g，2 号小鼠灌胃 10% 硫酸镁溶液 0.2 mL/10 g。观察并记录给药后小鼠的活动、呼吸、肌张力和粪便量。0.5 h 后将小鼠处死，并解剖暴露小肠，观察比较 2 只小鼠肠容积的大小。

【观察项目】

观察小鼠活动、呼吸、肌张力、粪便量和肠容积。

【实验流程】

硫酸镁不同给药途径对药物作用的影响操作流程如图 2-14 所示。

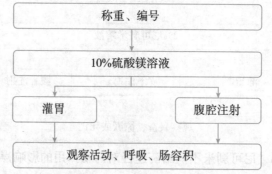

图2-14　硫酸镁不同给药途径对药物作用的影响操作流程

【结果记录】

10%硫酸镁溶液不同给药途径对药物作用的影响记录在表 2-13 中。

表2-13　10%硫酸镁溶液不同给药途径对药物作用的影响

小鼠编号	体重	剂量/mL	给药途径	给药后反应	肠容积
1号					
2号					

注：肠容积结果判断：与示教的正常小鼠肠容积比较，实验小鼠肠容积是否肉眼可见地变大，如无变大，则记录为不变。

【注意事项】

灌胃给药，勿将药物灌入气管，以免造成动物窒息死亡，勿刺破食管及胃壁。

四、问题与思考

（1）不同途径给药时，对药物作用的影响有何不同？

（2）硫酸镁溶液不同给药途径产生的效应有哪些不同？为什么？

（3）本实验结果对临床用药有何指导意义？

任务二　观察剂量对药物作用的影响

一、学习任务

观察不同剂量的戊巴比妥钠对中枢神经系统作用的差异，分析产生这一现象的机制。

二、任务原理

戊巴比妥钠为镇静催眠药，其作用机制是选择性抑制脑干网状结构上行激活系统，使大脑皮层的兴奋性降低，随着剂量的由小到大，中枢抑制作用由浅入深，相继出现镇静、催眠和麻醉，过量则麻痹延髓呼吸中枢而致死。

三、实验操作

【实验材料】

（1）实验动物：小鼠（20±0.5）g，雌性或雄性，3 只。

（2）实验器材：注射器（1 mL）3 支、针头（5 号）3 支、小动物电子秤 1 台、鼠笼和 1 000 mL 烧杯 3 个。

（3）实验药品：0.2%、0.4%、0.8% 戊巴比妥钠溶液。

【实验方法】

（1）取小鼠 3 只，称重、标记，观察和记录正常活动情况。

（2）1 号、2 号及 3 号小鼠分别腹腔注射 0.2%、0.4%、0.8% 戊巴比妥钠溶液 0.1 mL/10 g。

【观察项目】

给药后观察、比较各鼠的活动变化，记录翻正反射的消失与恢复时间，以及呼吸运动的变化情况。

【实验流程】

戊巴比妥钠药物剂量对药物作用的影响实验流程如图 2-15 所示。

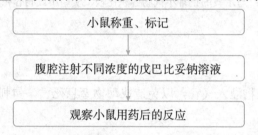

图2-15　戊巴比妥钠药物剂量对药物作用的影响实验流程

【结果记录】

戊巴比妥钠剂量对药物作用的影响实验结果记在表 2-14 中。

表2-14　戊巴比妥钠药物不同剂量对药物作用的影响

小鼠编号	戊巴比妥钠溶液剂量/ $[mg \cdot (10 g)]^{-1}$	药物反应			
		蜷缩少动	闭目静卧	翻正反射消失	呼吸停止
1号					
2号					
3号					

【注意事项】

（1）翻正反射是指正常动物可保持站立姿势，如将其推倒或呈背位仰卧，动物立即翻正过来。中枢神经受到严重抑制，翻正反射则消失。

（2）中枢抑制所表现的动物蜷缩少动、闭目静卧、翻正反射消失和呼吸停止，分别代表药物的镇静、催眠、麻醉和呼吸麻痹四种作用。

四、问题与思考

药物剂量与药物作用的关系及其临床意义是什么？

课后习题

模块三　提高性实验

项目一　生理学实验

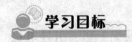

学习目标

知识目标

学习蛙心剥离术、心电监测方法，观察心电记录的容积导体导电现象。

能力目标

熟练应用蛙类基本手术操作技术，熟练使用仪器设备完成实验结果记录和分析，正确阐述心电图波形的测量原理、容积导体对心电变化的影响，培养应用理论知识分析实际问题的能力。

素质目标

通过实验操作，培养分析能力和创新能力，提高职业行动能力；培养科学求实精神和团队协作精神。

项目导入

生理学中的心脏生理是重点也是难点。心肌在兴奋时会出现电位变化，电位差的方向和大小会产生规律性变化，这种电位的变化可通过组织液和体液传导至全身，在体表引导并记录这些电位变化就可描记心电图。心脏在每个心动周期中，其兴奋的发出、传导过程、电位变化、心电图的测量等知识点较难理解，可通过实验现象观察加深理解。

任务　观察容积导体的导电现象——心电描记

一、学习任务

观察心容积导体的存在和检测容积导体中的心电变化。

二、任务原理

人和动物的机体存在着大量体液，而体液可作为容积导体将心脏活动所产生的生物电变化传至体表，因此，在机体任何部位安装引导电极，通过放大器都能引导记录到心脏的电活动，所记录的心电变化曲线就是心电图。为进一步证明容积导体的导电现象，可将蟾蜍心脏取出来，放于任氏液中，用电极记录类似的心电变化波形。

三、实验操作

【实验材料】

（1）实验动物：蛙或蟾蜍。

（2）实验器材：蛙类手术器械1套、BL-420I生物机能实验系统1套、引导电极1套、培养皿1个、纱布。

（3）实验药品：任氏液。

【实验方法】

1. 实验装置的准备

（1）将引导电极的输入接头与BL-420I生物机能实验系统的第1通道相连。

（2）启动计算机，开启并进入BL-420I生物机能实验系统。

（3）在软件主界面中依次执行"菜单条"—"输入信号"—"1通道"—"心电"命令，选定后记录即开始，那么1通道波形显示区显示的波形为心电波形。

2. 动物手术

（1）破坏脑和脊髓。

（2）用蛙腿钉将蛙仰卧位固定于蛙板上。

（3）剪开胸腔，剪开心包膜，暴露心脏。

【观察项目】

（1）蛙的心电信号：模拟标准导联Ⅱ，将引导电极接有导线的鳄鱼夹固定在右前肢和双后肢的蛙腿钉上，红色输入端接右前肢，黄色输入端接左后肢，黑色输入端接右后肢（图3-1）。将引导的心电信号输入计算机中，此时显示屏上可显示出蛙的心电信号。

（2）蛙心离体后的心电信号：用镊子夹住心尖，连同静脉窦一起快速剪下心脏，将心脏放入盛有任氏液的培养皿内。当蛙心取出后，计算机显示屏上不再显示心电波形。

（3）蛙心倒置的心电信号：离体蛙心从培养皿中取出再放回原心脏位置，此时又出现心电动波形。将心脏倒置，即心尖向上，此时波形发生变化，其主波方向恰与心尖向下时相反。以上说明，记录的波形确是心脏的电活动，且心脏位置（通过综合向量的影响）可影响波形。

（4）任氏液中的蛙心电信号：从蛙腿钉上取下鳄鱼夹，夹住培养皿边缘并接触任氏液，将心脏置入培养皿内，此时计算机显示屏上将显示出心电波形；改变心脏位置，波形也发生变化（图3-2）。

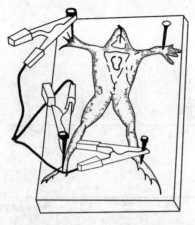

图3-1 蛙心电引导法示意

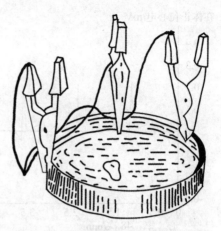

图3-2 心电容积导体引导法示意

【实验流程】

容积导体的导电现象实验流程如图3-3所示。

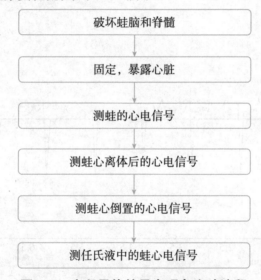

图3-3 容积导体的导电现象实验流程

【结果记录】

容积导体的导电现象结果画图记录于实验报告中（图3-4～图3-7）。

【注意事项】

（1）取心脏时切勿伤及静脉窦，并且要求用锋利的剪刀快速取下心脏，以免对心脏损伤过大。

（2）BL-420I生物机能实验系统的地线必须接好，以排除干扰。

（3）当用鳄鱼夹夹培养皿边缘时要将鳄鱼夹浸入任氏液中。

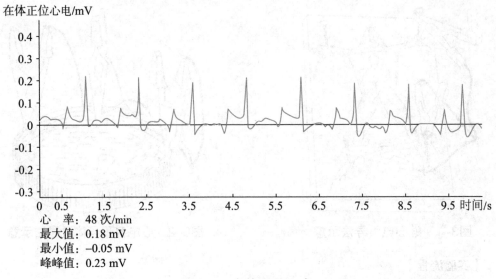

心　率：48 次/min
最大值：0.18 mV
最小值：−0.05 mV
峰峰值：0.23 mV

图3-4　在体正位心电

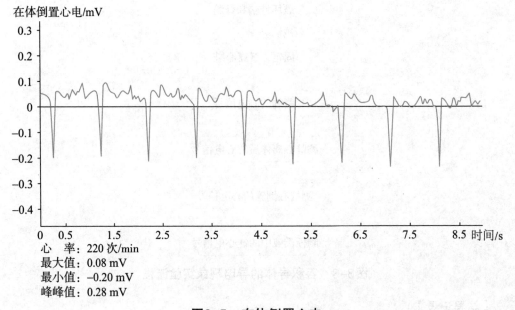

心　率：220 次/min
最大值：0.08 mV
最小值：−0.20 mV
峰峰值：0.28 mV

图3-5　在体倒置心电

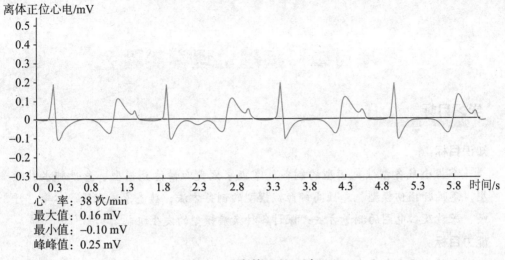

离体正位心电/mV

心　率：38 次/min
最大值：0.16 mV
最小值：−0.10 mV
峰峰值：0.25 mV

图3-6　离体正位心电

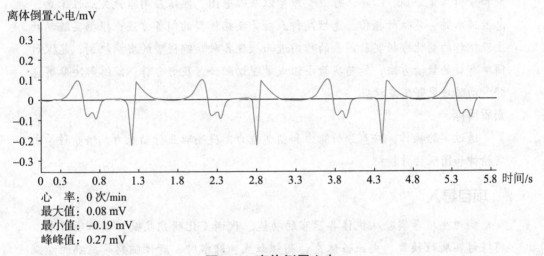

离体倒置心电/mV

心　率：0 次/min
最大值：0.08 mV
最小值：−0.19 mV
峰峰值：0.27 mV

图3-7　离体倒置心电

四、问题与思考

（1）什么是容积导体？

（2）从各项结果中可以得出什么结论？

课后习题

项目二　病理生理学实验

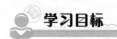 **学习目标**

知识目标

掌握小鼠各型缺氧模型的制备；掌握家兔失血性休克模型、急性肺水肿模型、急性肝损伤模型、急性高钾血症模型的制备方法；熟悉家兔血压、心率、呼吸、尿量及心电图的测量方法；探讨各种疾病模型的发生机制。

能力目标

熟练应用小鼠和家兔基本手术操作技术，熟练使用仪器设备完成实验结果记录和分析家兔血压、心率、呼吸、尿量以及心电图，熟练应用家兔失血性休克、急性肺水肿、急性肝损伤、急性高钾血症等疾病模型的制备方法；根据实验动物生理指标的变化分析实验因素的作用进而梳理各种疾病模型的发病机制；能探讨简单有效的救治方法；能与实验小组成员密切配合、良好合作；能够解决麻醉意外、动脉破裂等突发状况。

素质目标

通过实验操作，培养分析能力和创新能力，提高职业行动能力；培养科学求实精神和团队协作精神。

项目导入

病理生理学实验从机体各器官的功能、代谢变化研究疾病，在本项目中，将探讨实验性缺氧、失血性休克、高钾血症、肺水肿、肝性脑病等疾病的发病机制及治疗措施。请复习思考以下内容：缺氧；休克；钾代谢紊乱；水肿；肝性脑病。

任务一　观察实验性缺氧及抢救

一、学习任务

复制低张性、血液性、组织性缺氧模型。观察不同类型缺氧时，动物呼吸、机体状态，以及血液、皮肤黏膜及内脏颜色的变化，分析不同原因缺氧发生的机制，探讨简单有效的救治方法。

二、任务原理

由于氧的供应不足和 / 或氧的利用障碍引起机体组织器官的功能、代谢甚至形态结构发生变化的病理过程，称为缺氧。机体内的氧储量极其有限，机体必须依赖呼吸、血液循环等功能的协调，才能保证组织细胞氧的供应。任何原因引起的氧供应不足或氧利用障碍，即使是短时间，也会引起严重后果。

本实验通过给动物低氧环境、影响 Hb 的携氧能力及使组织不能利用氧等方法，复制不同类型的缺氧模型，观察动物呼吸、机体状态以及血液、皮肤黏膜及内脏颜色等指标，对不同原因的缺氧机制进行分析，并结合机制采用简单有效的救治方法。

三、实验操作

【实验材料】

（1）实验动物：小鼠 8 只（体重为 15 ～ 25 g）。

（2）实验器材：125 mL 广口瓶 5 个、手术剪 1 把、有齿镊 2 把、滴管 3 支、6 孔凹瓷板 1 块、手术板 1 块、1 mL 注射器 3 支、针头 3 个、钠石灰。

（3）实验药品：一氧化碳、10%NaOH 溶液、1% 亚硝酸钠溶液、5% 亚甲蓝、0.125% 氰化钾溶液、10% 硫代硫酸钠溶液、蒸馏水。

【实验方法】

1. 小鼠编号

用龙胆紫溶液将小鼠分别标记①～⑧号。

2. 复制不同类型的缺氧模型

（1）低张性缺氧（乏氧性缺氧）。

将 1、2 号小鼠分别放入盛有少量钠石灰的 125 mL 广口瓶内，盖紧 2 号小鼠所在广口瓶的瓶塞，使之不漏气。

（2）血液性缺氧。

1）一氧化碳中毒。

①将 3、4 号小鼠分别置于 125 mL 广口瓶内，盖上带有玻璃管的瓶塞。

②分别从瓶塞玻璃管处注入 CO 10 mL，计时。

③如果发现 3 号小鼠发生抽搐，立即取出，置于通风处观察。4 号小鼠则待其中毒死亡，计时，并进行解剖观察。从心脏取血一滴，做 CO 定性试验。

2）亚硝酸钠中毒。

①取 5 号小鼠，腹腔注入 1% 亚硝酸钠 1 mL，死亡后解剖观察。

②取 6 号小鼠，腹腔注入 1% 亚硝酸钠 1 mL，5 min 后注入 5% 亚甲蓝 0.4 mL（慢推），观察抢救情况。

（3）组织性缺氧（氰化钾中毒）。

1）取 7 号小鼠，称重，腹腔注入 0.125% 氰化钾 0.1 mL/10 g，观察至其死亡后进行解剖。

2）取 8 号小鼠，称重，腹腔注入 0.125% 氰化钾 0.1 mL/10 g，然后立即按顺序注入 1% 亚硝酸钠和 10% 硫代硫酸钠（均按 0.2 mL/kg 体重计算）观察。

【观察项目】

1. 观察低张性缺氧表现

（1）每隔 3 min 观察对比 2 只小鼠的活动情况，口、耳、尾等皮肤的颜色及呼吸频率。

（2）2 号实验小鼠死亡后，计时，并将 1 号对照小鼠取出，用颈椎脱臼法处死，对 2 只小鼠进行解剖，对比内脏及血液颜色。

（3）从 1 号对照鼠心脏取血 1 滴，置于凹瓷板中，加蒸馏水 2～3 滴、10% 氢氧化钠溶液 2 滴混合，记录血液的颜色变化及变色时间。留作 CO 定性实验对照用。

2. 观察血液性缺氧表现

（1）一氧化碳中毒。

1）观察 3 号、4 号小鼠在注入 CO 前、后的口唇、耳、尾的皮肤颜色及呼吸频率。

2）观察置于通风处小鼠的变化。

3）观察 CO 中毒死亡的小鼠内脏及血液颜色。

4）观察 CO 定性实验结果：对比 1 号与 CO 中毒死亡小鼠的血液颜色及变色时间。

（2）亚硝酸钠中毒。

1）观察 5 号小鼠注射 1% 亚硝酸钠前、后的口唇、耳、尾的皮肤颜色及呼吸频率，每隔 2 min 重复观察上述指标直至小鼠死亡。解剖观察其内脏及血液颜色。

2）观察 6 号小鼠注入 5% 亚甲蓝抢救的表现，直到动物恢复或死亡。对比 5、6 号小鼠死亡时间。

3. 观察组织性缺氧表现

（1）观察 7 号小鼠呼吸频率、深度及一般情况的改变直至死亡，计时、观察内脏及血液颜色。

（2）观察 8 号小鼠注入 1% 亚硝酸钠和 10% 硫代硫酸钠抢救后的表现，直到动物恢复或死亡。对比 7、8 号小鼠死亡时间。

【实验流程】

1. 低张性缺氧实验操作流程

如图 3-8 所示。

低张性缺氧实验操作流程。

2. 血液性缺氧实验操作流程

（1）一氧化碳中毒实验操作流程如图 3-9 所示。

（2）亚硝酸钠中毒实验操作流程如图 3-10 所示。

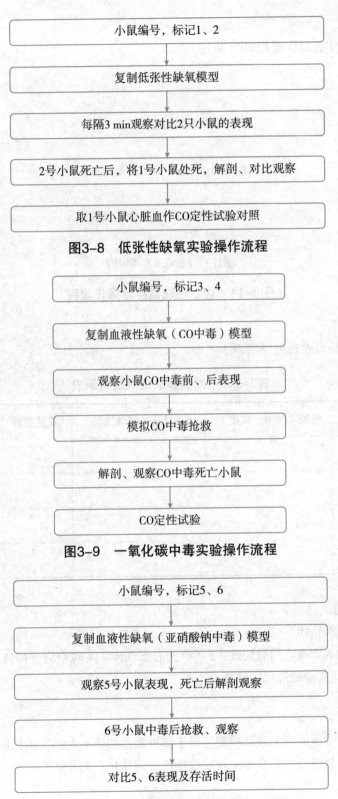

图3-8　低张性缺氧实验操作流程

图3-9　一氧化碳中毒实验操作流程

图3-10　亚硝酸钠中毒实验操作流程

3. 组织性缺氧实验操作流程

组织性缺氧实验操作流程如图 3-11 所示。

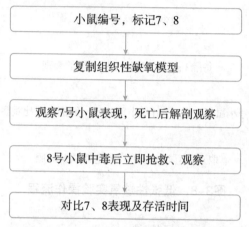

图3-11 组织性缺氧实验操作流程

【结果记录】

将不同类型缺氧表现记录在表 3-1 中。

表3-1 不同类型缺氧表现记录表

观察项目	呼吸（频率、幅度）	机体状态（活动情况）	皮肤黏膜、内脏和血液颜色
1.低张性缺氧			
2.CO中毒			
3.亚硝酸钠中毒			
4.氰化钾中毒			

【注意事项】

（1）缺氧瓶须密闭。

（2）氰化物为剧毒，用后要洗手。CO 为有毒气体，实验中应保持良好通风，注意安全。实验结束后应妥善处理死亡动物。

四、问题与思考

（1）本实验中所见到的缺氧模型各属于哪种类型的缺氧？其发生机制如何？

（2）不同缺氧模型中小鼠血液及皮肤颜色有何变化？为什么？

任务二　观察失血性休克及抢救

一、学习任务

复制失血性休克的动物模型并观察实验动物循环、呼吸及泌尿等功能的变化。

二、任务原理

休克是由于某种原因导致有效循环血量急剧减少，使组织微循环血液灌流量严重不足，以致组织代谢和重要生命器官功能严重障碍的全身性病理过程。休克可由失血或失液、创伤、感染、过敏、心功能障碍、脊髓损伤等原因引起。血容量降低、血管容量扩大和心功能障碍是休克的始动环节。根据休克的血流动力学特点可将病程分为微循环缺血期、微循环淤血期和微循环凝血期（DIC 期）。本实验引起休克的主要原因是快速大量失血，失血程度及快慢的不同，可导致各期持续时间、病理生理改变和临床表现有所不同。临床上将失血性休克分为轻、中、重三种类型。本实验家兔失血至收缩压为 40 mmHg（正常血压约为 105 mmHg）时，相当于中、重度休克。休克对机体的影响是全方位的，本实验侧重观察失血性休克发生时心血管功能、呼吸和泌尿功能的改变。

对失血性休克的抢救，最关键的措施是快速补充血容量。本实验通过快速回输所丢失的血或补充等量液体及加用血管活性药物可观察基本的抢救效果。

三、实验操作

【实验材料】

（1）实验动物：家兔（体重为 2.0 kg 以上）。

（2）实验器材：BL-420I 生物机能实验系统 1 套、哺乳类动物手术器械 1 套、兔手术台 1 个、压力换能器 2 个、张力换能器 1 个、中心静脉插管 1 根、量杯 1 个、尿计滴器 1 个、铁支架 3 个、万向爪式夹 4 个、三通阀 3 个、注射器（2 mL、5 mL、10 mL、50 mL）各 1 支、6 号针头 2 个、静脉输液装置 1 套、有色 4 号及 7 号丝线和纱布若干。

（3）实验药品：20% 氨基甲酸乙酯溶液、1% 普鲁卡因溶液、500 U/mL 肝素生理盐水、3.8% 柠檬酸钠溶液、生理盐水。

【实验方法】

（1）动物手术。

1）称重、麻醉、固定：20% 氨基甲酸乙酯溶液按 4 ~ 5 mL/kg 经家兔耳缘静脉缓慢注入麻醉。将家兔仰卧位固定于兔手术台上，并在 1% 普鲁卡因溶液（每个手术部位

2 mL）局部麻醉下，进行下列各项手术。

2）气管插管术：分离气管，进行气管插管，用 7 号丝线固定。

3）颈外静脉插管术：分离右侧颈外静脉，并进行颈外静脉插管，插管送入 3 ～ 4 cm 深达腔静脉，并用 4 号丝线固定。插管通过三通阀连接压力换能器和静脉输液装置（换能器和静脉输液装置的准备见"实验装置连接"）。

4）全身肝素化：通过静脉输液装置按 5 mL/ 只缓慢推入肝素生理盐水，使家兔全身肝素化。

5）颈总动脉插管术：分离左侧颈总动脉，并进行颈总动脉插管，用 4 号丝线固定，插管的另一端通过三通阀连接压力换能器（换能器的准备见"实验装置连接"）。然后用生理盐水蘸湿的纱布覆盖颈部手术创口。

6）膀胱插管术：行下腹部手术，找出膀胱进行膀胱插管，用 7 号丝线结扎固定，将尿液引流导管（细塑料管）连接到记滴装置。手术完毕用生理盐水蘸湿的纱布覆盖腹部创口。

（2）实验装置连接。

1）压力换能器的准备。

①一个压力换能器通过三通阀与动脉插管的导管连通，换能器的内腔应充满肝素生理盐水。换能器输入接头与 BL-420I 生物机能实验系统的第 1 通道插孔相连，转动开关，接通颈总动脉插管与压力换能器，即可观察血压和心率的变化。此三通阀的另一个侧管在放血时可连上 50 mL 的注射器用于放血。

②另一个压力换能器通过三通阀与颈外静脉插管连通，换能器输入接头与 BL-420I 生物机能实验系统的第 2 通道插孔相连。转动开关，接通颈外静脉插管与压力换能器，即可观察中心静脉压变化。该三通阀的另一个侧管连接静脉输液装置，转动开关，接通颈外静脉插管与静脉输液装置，即可进行输液。

2）呼吸换能器的准备：将呼吸换能器直接连接家兔气管插管的其中一个侧管，换能器的输入接头与 BL-420I 生物机能实验系统的第 3 通道插孔相连。

3）尿液记滴器的准备：将尿液引流导管引流出的尿液滴在记滴器上，记滴器与 BL-420I 生物机能实验系统的记滴输入插孔相连，即可描记尿滴数。

（3）启动计算机，开启并进入 BL-420I 生物机能实验系统。

（4）在 BL-NewCentury 软件主界面中依次执行"菜单条"→"实验项目"→"病理生理学实验模块"→"急性失血性休克"命令，选定后记录即开始。在"通道波形显示区"中将显示：1 通道：血压（包括尿记滴）和心率；2 通道：中心静脉压（单位采用 cmH_2O）；3 通道：呼吸（单位采用次 /min），在"专用数据显示区"中将显示尿滴的总滴数和单位时间滴数。

【观察项目】

实验可分 3 组进行。

1. 第 1 组

（1）放血前观察动物各项生理指标，包括一般状况、皮肤黏膜颜色、动脉血压、心率、中心静脉压、呼吸、尿量。

（2）调节三通阀使颈总动脉插管与注射器相通，让血液从颈总动脉快速流入注射器（应先按 1 mL/9 mL 血加入柠檬酸钠溶液，以防凝血）中，放血量约为全血的 5%，全血量（mL）按体重（g）8% 计算。将血液置于烧杯中，观察并记录上述各项指标变化，注意机体代偿情况。5 min 后再次观察、记录上述各项指标。待血压恢复到正常时，由颈总动脉再次放血，放血量为全血量的 30% 左右，3～5 min 内完成，如血压已降到 40 mmHg 以下，则不一定要放完预计的血量即可停止。放血后即刻重复测定上述各项指标变化，维持 15～20 min 再测定一次。

（3）最后一次测定各项指标后，将放出的血用两层盐水纱布过滤倒入开口输液瓶内，快速从颈外静脉输回原血或与失血量等量的生理盐水（50 滴 /min）进行抢救，输血、输液后，再观察与记录上述指标变化。

2. 第 2 组

（1）实验步骤与第 1 组相同。

（2）按第 1 组的实验方法在为家兔输回原血或与失血量等量的生理盐水的同时，给予去甲肾上腺素，输入液中加入 2 mg 肾上腺素静滴，20 滴 /min。观察指标与第 1 组是否相同。

3. 第 3 组

（1）实验步骤与第 1 组相同。

（2）按第 1 组的实验方法在为家兔输回原血或与失血量等量的生理盐水的同时，给予多巴胺，输入液中每 500 mL 加入多巴胺 200 mg 静滴，20 滴 /min。观察指标与第 1 组是否相同。

还可根据休克的病理生理改变自行设计方案抢救，再观察抢救效果。

在报告纸上剪辑粘贴血压、中心静脉压、呼吸运动曲线，做好标注，以便分析、讨论。

【实验流程】

失血性休克及其抢救实验流程如图 3-12 所示。

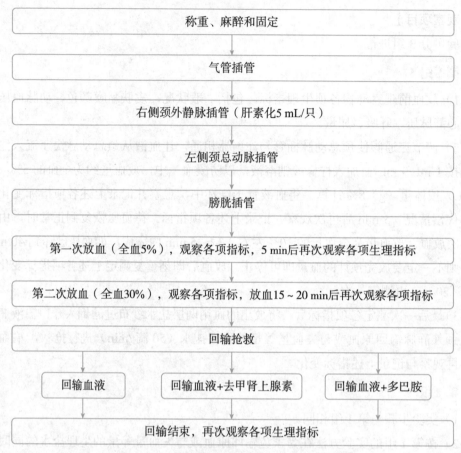

图3-12　失血性休克及其抢救实验流程

【结果记录】

将各实验组放血前后各项指标变化填入表3-2中。汇总全班各实验组的结果，进行讨论、分析。

表3-2　家兔失血性休克实验放血前后及抢救后各项指标记录

观察项目	血压/mmHg	心率/（次·min^{-1}）	中心静脉压/cmH$_2$O	呼吸/（次·min^{-1}）	尿量/（滴·min^{-1}）
1.放血前					
2.第一次放血量（全血量5%）					
3.第一次放血后5 min					
4.第二次放血（约为全血量30%）					

观察项目	血压/mmHg	心率/ （次·min⁻¹）	中心静脉压/ cmH₂O	呼吸/ （次·min⁻¹）	尿量/ （滴·min⁻¹）
5.第二次放血后20 min					
6.回输血或输液 （或加药）后					

【注意事项】

（1）麻醉深浅要适度，麻醉过浅，动物疼痛，可致神经源性休克；过深则抑制呼吸。

（2）动、静脉导管事先用肝素生理盐水充盈，排除空气，导管插入后，经颈外静脉推入肝素进行肝素化处理，放血后也应及时往动脉导管内推注肝素生理盐水以免血液凝固。

（3）输液时应注意三通管的使用：输液装置只能单向与静脉导管相通，不能在输液的同时测中心静脉压。要观察中心静脉压，需关闭输液通道，使换能器与静脉导管单向相通。同样，在放血的同时亦不可测血压。

（4）血管插管固定要牢靠，防止家兔挣扎时引起插管脱落。

（5）静脉导管一经插入，应立即缓慢滴注生理盐水，以防凝血，证实通畅后关闭三通阀。实验过程中注意观察，偶尔松开三通阀滴注少量生理盐水，保持插管不凝即可，不必持续滴注，否则影响血压、尿量等的观察效果。

四、问题与思考

（1）失血性休克的发展过程及机制是怎样的？

（2）失血性休克的抢救原则及措施是什么？

（3）血管活性药物在失血性休克救治中的作用及应用原则是什么？

任务三 观察高钾血症及其治疗

一、学习任务

通过静脉注射氯化钾溶液复制高钾血症模型，观察高钾血症对心脏的毒性作用，掌握高钾血症心电图的改变特征，了解治疗高钾血症的基本方法。

二、任务原理

高钾血症对机体的主要危险是当血钾浓度急剧增高时，心肌传导性降低引起传导缓慢，同时有效不应期缩短，因而易形成兴奋折返并进而引起包括心室纤维颤动在内的心律失常。严重的高钾血症可因重度传导阻滞或心肌兴奋性消失而引起心搏骤停。

本实验通过静脉推注氯化钾使血钾浓度短时间大量升高以复制急性高钾血症模型，观察心电图的变化，了解高钾血症对心脏的毒性作用以及高钾血症的救治方法。

三、实验操作

【实验材料】

（1）实验动物：家兔。

（2）实验器材：BL-420I 生物机能实验系统 1 套、哺乳类动物手术器械 1 套、兔手术台 1 台、婴儿秤 1 台、引导电极 1 套、小儿头皮针 1 个、注射器 5 mL 和 10 mL 各 1 支、6 号针头 3 个。

（3）实验药品：20% 氨基甲酸乙酯溶液、2% 及 10% 氯化钾溶液、4% 碳酸氢钠溶液、10% 氯化钙溶液、50% 葡萄糖溶液、胰岛素。

【实验方法】

（1）家兔称重、麻醉、固定：家兔称重后，从家兔耳缘静脉缓慢注射 20% 氨基甲酸乙酯 4～5 mL/kg，将麻醉后的家兔背位固定于兔手术台上。

（2）模拟标准 Ⅱ 导联连接：将生物电信号引导电极连于注射针头，插入家兔四肢皮下（红线接左后肢，黑线接右后肢，黄线接右前肢）。

【观察项目】

（1）观察正常心电图：启动 BL-420I 生物机能实验系统。选择"输入信号"→"1 通道"→"心电"，描记正常心电图。

（2）观察注入 2% 氯化钾溶液后心电图改变：将小儿头皮针插入家兔耳缘静脉，用胶布将头皮针固定在耳缘上。经耳缘静脉缓慢推注 2% 氯化钾溶液（1 mL/kg），约 10 min 注射完毕。观察心电波形，出现异常波形后，记录一段心电图改变。

（3）间断观察、记录异常心电图：每隔 5 min 经耳缘静脉注入 2% 氯化钾溶液 2 mL，观察并记录异常心电波形。

（4）观察高钾血症抢救：观察到高钾血症的心电图改变后，分组采用下列其中一种抢救方法，观察心电图是否恢复正常。

1）经耳缘静脉缓慢注入 4% 碳酸氢钠溶液 6～10 mL（输入碱性溶液有利于钾从细胞外移入细胞内，从而使血钾浓度暂时有所降低。钠离子具有对抗钾离子对心肌的作用，可以增加细胞的兴奋性使心率加快）。

2）经耳缘静脉缓慢注入 10% 氯化钙溶液 1～2 mL（钙对钾具有拮抗作用，所以缓慢静脉注射氯化钙有利于恢复正常的心电图，但对血钾浓度无影响）。

3）经耳缘静脉缓慢注入 50% 葡萄糖溶液 20 mL 并加入胰岛素 4U（注射葡萄糖和胰岛素后，由于细胞内合成糖原增多，钾离子由细胞外转入细胞内，因此也可起到降低血钾的作用）。

（5）观察心室颤动及心跳停止情况：最后经耳缘静脉注入 10% 氯化钾溶液 10 mL，边注射边观察心电图波形变化直到心脏停搏。

（6）观察心脏形态：心脏停搏后立即开胸剖检，观察心脏是处于收缩状态还是舒张状态。

【实验流程】

观察高钾血症及其治疗实验操作流程如图 3-13 所示。

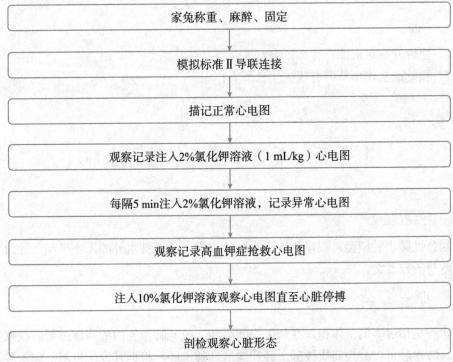

图3-13　观察高钾血症及其治疗实验操作流程

【结果记录】

（1）将描记的心电图波形记录在表 3-3 中。

表3-3　高钾血症实验心电图波形记录表

观察项目	时间	心电图波形
1.正常心电图		
2.注入2%氯化钾溶液（1 mL/kg）		
3.每隔5 min注入2%氯化钾溶液		
4.注入4%碳酸氢钠溶液		
5.注入10%氯化钙溶液		
6.注入50%葡萄糖溶液+胰岛素		

（2）剖检所见（勾选）：心脏处于收缩状态□、舒张状态□。

【注意事项】

（1）引导电极连接的注射针头必须插入四肢皮下，不要插入肌肉，以免肌电干扰。

（2）氯化钾溶液静注速度不可过快。

（3）在整个实验过程中，要连续记录实验过程，以便随时观察心电图异常和抢救成功的转变过程。

四、问题与思考

（1）血钾升高对机体有什么影响？

（2）在临床工作中补钾有哪些注意事项？

任务四　观察实验性急性肺水肿

一、学习任务

复制急性肺水肿模型，观察急性肺水肿的表现，分析肺水肿的发生机制，探讨急性肺水肿预防与治疗方案。

二、任务原理

肺水肿是指过多的液体积聚在肺组织间隙和（或）肺泡腔内的病理过程。根据液体积聚部位，肺水肿可以分为间质性肺水肿和肺泡性肺水肿。根据其发生机制，肺水肿还可以分为以肺毛细血管流体静压升高为特征的压力性肺水肿和以肺毛细血管通透性增大为特征的通透性肺水肿。本实验通过静脉大量快速输入生理盐水并注入大剂量肾上腺素来复制急性肺水肿模型。

短时间内静脉快速大量输入生理盐水引起血压升高、血浆胶体渗透压下降，肺毛细血管流体静压升高，有效滤过压增加，组织液生成增加；大剂量肾上腺素兴奋心脏 β 受体使心率加快；通过作用于全身血管的 α1 受体，引起血管收缩，回心血量过度增加，导致肺循环血容量急剧增加，肺毛细血管流体静压升高，微血管通透性增加，从而引起急性肺水肿的发生。

三、实验操作

【实验材料】

（1）实验动物：实验动物家兔（体重 2.0 kg 以上）。

（2）实验器材：兔手术台、婴儿秤、动物手术器械 1 套、动脉导管、动脉夹、气管插管、胸腔插管、三通管、静脉导管、输液装置、听诊器、注射器（1 mL、5 mL、10 mL、

20 mL、50 mL）、注射针头（16号）、纱布、棉线、烧杯、滤纸、天平、呼吸换能器、铁支架、玻璃分针、血气分析仪、肝素抗凝管、生物信号采集与处理系统。

（3）实验药品：20% 氨基甲酸乙酯溶液、生理盐水、肝素生理盐水、肾上腺素注射液、呋塞米、山莨菪碱。

【实验方法】

（1）家兔称重、麻醉和固定：20% 氨基甲酸乙酯按 5 mL/kg 剂量经耳缘静脉注射麻醉，仰卧位固定于兔手术台上，剪去颈部被毛。

（2）颈部手术：从甲状软骨向下做 5 ～ 7 cm 长的颈正中切口，分离左侧颈外静脉、右侧颈总动脉、两侧迷走神经和气管，穿线备用。

（3）插管及血压、呼吸运动曲线的描记：右侧颈总动脉插入与相应换能器相连的颈动脉导管（预先充满肝素生理盐水），描记血压曲线；左侧颈外静脉插入输液装置的静脉插管，结扎、固定；气管插管连接呼吸换能器，描记呼吸运动曲线。

【观察项目】

（1）观察记录正常家兔的血压曲线、呼吸运动曲线。使用听诊器听正常的呼吸音。

（2）打开静脉输液装置，按照 100 mL/kg、180 ～ 200 滴 /min 快速大量输入生理盐水，直至肺底部出现湿性啰音，气管插管处有粉红色泡沫样液体流出，停止输液。

（3）输入所需生理盐水的一半时剪断双侧迷走神经。

（4）输液过程中注意观察家兔血压曲线、呼吸运动曲线的变化，使用听诊器在肺底部听取呼吸音，观察有无湿性啰音出现，气管插管处观察有无粉红色泡沫样液体流出。

（5）输入所需生理盐水剩余 10 ～ 20 mL 时，将肾上腺素注射液以 0.5 mL/ 只的用量注入静脉输液装置中。

（6）待液体输完、家兔肺底部出现湿性啰音、气管插管处有粉红色泡沫样液体流出时，给予家兔以下不同处理。

1）待液体输完后，按照 1 mL/kg 静脉注入呋塞米，观察疗效，其他处理同 3）。

2）待液体输完后，按照 1.5 mL/kg 静脉注入山莨菪碱，观察疗效，其他处理同 3）。

3）迅速夹住气管，处死动物。打开胸腔，在气管分叉处结扎气管，防止水肿液流出，在结扎处上方切断气管，小心分离并结扎心脏及其血管。最后将肺与心脏分离。滤纸吸干肺表面水分，称取肺的重量计算肺系数。肉眼观察肺大体改变，切开肺，观察切面有无泡沫样液体流出。

$$肺系数 = 肺重量（g）/ 体量（kg）$$

注：正常肺系数为 4 ～ 5。

（7）设立不同对照实验组，给予以下不同处理。

1）输入液体同（2）～（6），但不剪断双侧迷走神经，不加肾上腺素注射液，观察疗效，其他处理同（2）～（6）。

2）取另一只家兔打开静脉输液装置，按照 50 ～ 60 滴 /min 速度输入生理盐水，不剪断双侧迷走神经，不加肾上腺素注射液，观察血压曲线、呼吸运动曲线的变化，使用听诊器在肺底部听取呼吸音，其他处理同（6）。

【实验流程】

观察实验性急性肺水肿实验流程如图3-14所示。

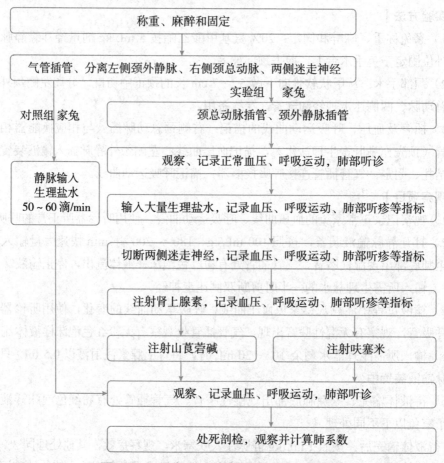

图3-14 观察实验性急性肺水肿实验流程

【结果记录】

请将实验组结果记录在表3-4中。

表3-4 实验组结果记录表

观察项目	血压	呼吸运动曲线	肺底呼吸音
1.操作前正常值			
2.输入生理盐水			
3.切断迷走神经			
4.注射肾上腺素			
5.注射山莨菪碱			
6.注射呋塞米			

【注意事项】

（1）输液速度控制在 180 ～ 200 滴 /min，不宜过快或过慢。

（2）静脉插管固定要牢固。输液器装置内需排空气体。

（3）取出肺时避免损伤和挤压肺组织，以防水肿液流出影响肺系数计算。

四、问题与思考

（1）急性肺水肿时机体有哪些表现？

（2）大量输液和注射肾上腺素引起肺水肿的机制是什么？

（3）本实验可出现哪种类型的酸碱平衡紊乱？发生机制是什么？

任务五　观察氨在肝性脑病发病机理中的作用

一、学习任务

复制急性肝功能不全的动物模型，探讨血氨升高在肝性脑病发生机理中的作用。

二、任务原理

肝性脑病是继发于急性重症肝病或有严重的门 – 体血液分流的慢性肝病的精神神经综合征。氨中毒学说是肝性脑病发生机理中的经典学说，氨可透过血 – 脑屏障干扰脑的能量代谢进而引起脑功能紊乱。

本实验的目的是通过采用肝大部分切除术复制急性肝功能不全的模型，对经过不同处理的实验动物输入氯化铵溶液，观察出现相应症状所需氯化铵的用量及时间，探讨氨在肝性脑病发病机制中的作用。此外，加强对实验设计对照原则的理解。

三、实验操作

【实验材料】

（1）实验动物：家兔（性别相同、体重相近）。

（2）实验器材：哺乳类动物手术器械 1 套、兔手术台 1 个、婴儿秤 1 台、塑料导管、注射器（1 mL、5 mL、10 mL、20 mL）5 个、针头 3 个、小圆缝合针 1 根、三角缝合针 1 根、4 号和 7 号手术丝线若干。

（3）实验药品：1% 普鲁卡因溶液、2.5% 复方氯化铵溶液、复方氯化钠溶液。

【实验方法】

（1）取性别相同、体重相近的家兔 3 只，分别称重，标记甲、乙、丙，实验分 3 组进行。

（2）观察家兔的一般情况，包括呼吸、角膜反射、瞳孔大小及对疼痛刺激的反应等。

（3）甲兔：肝叶大部分切除术＋肠道注射复方氯化铵溶液。

1）固定、麻醉：将兔仰卧位固定于兔手术台上，剪去上腹部正中兔毛，在上腹部正中用1%普鲁卡溶液因作局部浸润麻醉。

2）打开腹腔：从胸骨剑突起向下做长 6 ～ 8 cm 的上腹部正中切口，沿腹白线打开腹腔，暴露出肝脏。

3）肝叶大部分切除术：手术者用食指和中指伸至肝膈面，在镰状韧带两侧将肝脏往下压，暴露并用钝头手术剪刀剪断肝与横膈之间的镰状韧带，使肝脏游离。辨明肝脏各叶，用 7 号手术丝线沿肝左外叶、左中叶、右中叶和方形叶的根部围绕一周并结扎，阻断血流，待上述肝叶由红色变成暗褐色后，用手术剪沿结扎线下方逐叶剪除，仅留下右外叶和尾状叶，完成肝大部分切除术。

4）沿胃幽门向下找出十二指肠，用小圆缝合针和 4 号手术丝线做荷包缝合：从荷包中央剪一小口，将细塑料管插入十二指肠腔内约 5 cm，收缩荷包缝合并打结，然后用缝线在塑料管上打一个结固定，以防止塑料管滑脱。将肠管回纳腹腔，只留塑料管一端于腹腔外，用三角缝合针全层缝合腹壁，将动物松绑，放在实验台上观察和进一步实验。

5）给药：每隔 5 min 按 5 mL/kg 通过塑料导管向小肠肠腔内注入 2.5% 复方氯化铵溶液。

6）观察：仔细观察和记录家兔的呼吸、角膜反射、瞳孔大小、对疼痛刺激的反应及肌张力的变化，在观察时可对动物予以一定强度的刺激（如轻拍兔台等）。当家兔出现全身性抽搐时，停止给药。记录从开始滴注到出现全身抽搐时所需的时间和复方氯化铵总用量，并换算成每千克的用药量；记录家兔的死亡时间。

（4）乙兔：肝叶假切除术＋肠道注射复方氯化铵溶液。

1）除肝叶不结扎、不切除外，其余手术步骤与甲兔相同。

2）给药与观察指标与甲兔相同，与甲兔比较。

（5）丙兔：肝叶大部分切除术＋肠道注射复方氯化钠溶液。

1）手术步骤与甲兔相同。

2）给药：每隔 5 min 按 5 mL/kg 向小肠肠腔内注射复方氯化钠溶液。

3）观察：观察指标同甲兔。

【实验流程】

观察氨在肝性脑病发病机理中作用的实验流程如图 3-15 所示。

【结果记录】

观察家兔的呼吸、角膜反射、瞳孔大小、对疼痛刺激的反应、肌张力等和氯化铵的用量，最后将观察结果记录在表 3-5 中。

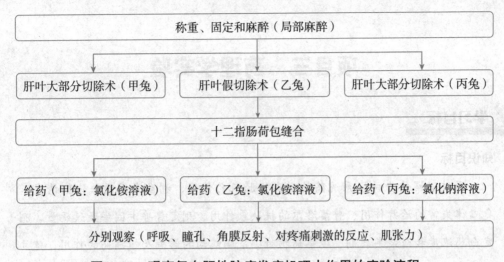

图3-15 观察氨在肝性脑病发病机理中作用的实验流程

表3-5 氨在肝性脑病发病机理中的作用

观察指标	甲兔	乙兔	丙兔
	肝次全切+氯化铵	肝假切+氯化铵	肝次全切+氯化钠
体重/kg			
呼吸频率/（次·min^{-1}）			
瞳孔直径			
角膜反射			
疼痛反应			
兴奋出现时间（min）及给药量（mL）			
痉挛出现时间（min）及给药量（mL）			
死亡出现时间（min）及给药量（mL）			

注：记录的给药量为氯化铵的用量，换算成每千克体重用量。

【注意事项】

（1）剪肝镰韧带时，谨防刺破膈肌和血管。游离肝脏时，动作宜轻柔，以免肝叶破裂出血。结扎线应扎于肝叶根部，避免拦腰勒破肝脏，结扎要牢靠。

（2）甲兔开始给药应早于其余各组，以便出现抽搐并计算出氯化铵用量后，能对其余组做对照观察测定。

（3）动物未做全麻，有时会挣扎，要与氨中毒所引起的强直性痉挛进行鉴别。

四、问题与思考

氯化铵中毒引起肝性脑病的发病机理是什么？

课后习题

项目三　药理学实验

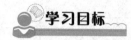 **学习目标**

知识目标

通过观察传出神经系统药物对离体肠肌的作用、利多卡因对氯化钡诱发家兔心律失常的治疗作用、普萘洛尔的抗缺氧作用、测定普鲁卡因半数致死量、测定血药浓度和血浆半衰期、观察药物对小鼠肠蠕动的影响及镇痛药的作用，建立感性认识，并且能对理论课学习的半数致死量、血药浓度和血浆半衰期的定义，以及利多卡因、传出神经系统药物和镇痛药的药理作用进行有机结合，增强分析综合能力。

能力目标

熟练应用小鼠和家兔基本手术操作技术，熟练应用离体肠的制备、家兔实验性心律失常疾病模型、小鼠疼痛模型的制备等实验技术；熟练使用仪器设备完成实验结果记录和分析；能够正确测定药物血浆半衰期、半数致死量；正确阐述半衰期和半数致死量的临床意义，探讨药物安全性的评价，增强对实验结果的综合分析能力；能与实验小组成员密切配合、良好合作；能够处理实验结果异常状况。

素质目标

通过实验操作，培养分析能力和创新能力，提高职业行动能力；培养科学求实精神和团队协作精神。

项目导入

药理学实验研究药物对疾病的治疗作用。在本项目中，将探讨药物的代谢、用药安全及药物对消化系统、心脏等的作用。请复习思考以下内容：①传出神经系统药物的药理作用机制；②利多卡因的作用机制及临床用途；③普萘洛尔的作用机制及临床用途；④半数有效量、半数致死量血药浓度、半衰期等概念及其意义。

任务一 观察传出神经系统药物对离体肠肌的作用

一、学习任务

（1）观察拟胆碱药和抗胆碱药、拟肾上腺素药和抗肾上腺素药对家兔离体肠肌的作用。

（2）学习离体平滑肌器官的实验方法。

二、任务原理

动物的离体肠管在适宜的营养液中，仍具有兴奋性。肠道平滑肌上分布有 M 受体和 β 受体等，若向营养液中加入受体激动剂或阻断剂，可引起肠肌收缩或松弛。氯化钡为一种非受体作用的有毒化合物，对肠道平滑肌有直接兴奋收缩效应。

三、实验操作

【实验材料】

（1）实验动物：家兔。

（2）实验器材：BL-420I 生物机能实验系统 1 套、HW-400SE 恒温平滑肌槽 1 台、剪刀 1 把、镊子 1 把、烧杯 1 个、铁支架 1 个、双凹夹 2 个、张力换能器 1 个、1 mL 注射器 2 支、针头 2 个、丝线若干。

（3）实验药品：台氏液、1% 硝酸毛果芸香碱溶液、1% 硫酸阿托品溶液、0.001% 盐酸异丙肾上腺素溶液、0.1% 盐酸普萘洛尔溶液、1% 氯化钡溶液。

【实验方法】

（1）测试装置的准备：安置好 HW-400SE 恒温平滑肌槽，向恒温平滑肌槽内加适量自来水，再向药筒和预热筒内各加适量台氏液；接通恒温平滑肌槽电源，调节水温为（38±0.5）℃；调节气量调节旋钮阀和气量微调阀，使药桶中出现气泡 1～2 个/s，以保证在加热过程中对水浴槽内的清水进行搅拌；启动 BL-420I 生物机能实验系统，使其处于测试前的备用状态。

（2）制备离体肠标本：取家兔一只，用木锤击打兔头枕部使其昏迷，立即剖腹。从十二指肠附近开始，剪取空肠和回肠上段放入冷台氏液中，沿肠壁剪去肠系膜，用台氏液将肠内容物冲净，将肠管剪成 2 cm 的肠段，放入盛有新鲜冷台氏液的培养皿内备用。

（3）固定离体肠标本：取已制备好的一段肠管，在肠管两端对角处用丝线分别结扎；一端线系在实验钩上，然后固定在药筒的底部，另一端线系在张力换能器应变梁的小孔上，并将张力换能器与 BL-420I 生物机能实验系统连接；调节肠肌负荷约 1 g，开始实验观察。

【观察项目】

（1）描记正常收缩曲线：打开计算机启动 TM_WAVE 软件，在软件主界面中，执行"实验项目"→"药理实验模块"→"药物对离体肠肌的作用"命令，也可执行"实验项目"→"消化实验"→"消化道平滑肌的生理特性"命令，选定后开始实验记录，在波形显示窗口描记出肠肌收缩曲线；待肠肌活动稳定后描记一段正常收缩曲线，观察收缩张力、幅度和频率。

（2）给药：用注射器依次向药筒内加入下列药物，观察并记录肠肌收缩曲线的变化。需换液时，通过恒温平滑肌槽右侧面的排液口，将药筒内的药液排出，然后按"自动加液"按钮，预热筒内的恒温台氏液即可泵入药筒内。使用上述方法，用预热筒内的台氏液连冲3次，每次进液保留时间2 min，再向药筒内加入适量台氏液，待曲线基本恢复且描记一段基线后，再加下一种药液。

第一组药：

（1）加入1%硝酸毛果芸香碱溶液0.4 mL；

（2）当肠管收缩显著时，立刻加入1%硫酸阿托品溶液0.2 mL；

（3）待收缩曲线下降到基线时，再加入1%硝酸毛果芸香碱溶液0.4 mL。如果作用不明显，可再追加1 mL，观察并记录曲线变化，3 min后用台氏液冲洗3次。

第二组药：

（1）加入0.001%盐酸异丙肾上腺素0.4 mL，待肠管松弛显著后，用台氏液冲洗3次；

（2）加入0.1%盐酸普萘洛尔溶液0.4 mL；

（3）3 min后加入0.001%盐酸异丙肾上腺素0.4 mL，观察记录结果后，用台氏液冲洗3次。

第三组药：

（1）加入1%氯化钡溶液0.4 mL，作用达到高峰后用台氏液冲洗3次；

（2）待曲线恢复到基线时加入1%硫酸阿托品溶液0.4 mL；

（3）作用出现后随即加入1%氯化钡溶液0.4 mL，观察比较曲线变化。

【实验流程】

离体肠肌实验操作流程如图3-16所示。

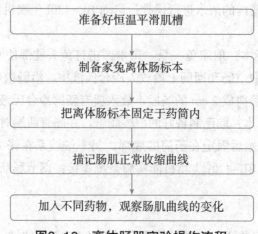

图3-16　离体肠肌实验操作流程

【结果记录】

将各组药物对肠肌的作用记录在表 3-6 中。

表3-6　药物对家兔离体肠肌的影响

组别	药物及浓度	药量/mL	肠肌曲线变化	
			收缩	松弛
一组	（1）1%盐酸毛果芸香碱	0.4		
	（2）1%硫酸阿托品溶液	0.2		
	（3）1%盐酸毛果芸香碱溶液	0.4		
二组	（1）0.001%盐酸异丙肾上腺素溶液	0.4		
	（2）0.1%盐酸普萘洛尔溶液	0.4		
	（3）0.001%盐酸异丙肾上腺素溶液	0.4		
三组	（1）1%氯化钡溶液	0.4		
	（2）1%硫酸阿托品溶液	0.4		
	（3）1%氯化钡溶液	0.4		

【注意事项】

（1）制作标本时，动作应轻柔，尽量避免过多牵拉肠管，以防功能受损。肠管穿线时要对角单壁缝合，勿将肠管封闭。

（2）水浴温度一定要保持在（38±0.5）℃，肠肌张力及输入空气速度可影响实验结果，应注意调节于最佳状态。

（3）洗涤所用台氏液应保持在 37 ～ 38 ℃，以使标本活动稳定。每次所加台氏液量必须相同，以保证药物浓度恒定。

（4）药液必须快速注入台氏液中，不可直接滴于肠段上或沿管壁滴下。

（5）实验动物在实验前 24 h 禁食不禁水，以使肠管无粪便。

四、问题与思考

（1）比较阿托品和毛果芸香碱对肠平滑肌的作用、作用机制并叙述其临床意义。

（2）阿托品为何不能影响氯化钡对肠平滑肌的作用？其临床意义是什么？

（3）异丙肾上腺素和普萘洛尔对肠平滑肌有何作用？为什么？

任务二　观察利多卡因对氯化钡诱发家兔心律失常的治疗作用

一、学习任务

（1）学习心律失常模型的制备方法。

（2）观察利多卡因的抗心律失常作用。

二、任务原理

氯化钡能促进浦肯野纤维 Na^+ 内流，抑制 K^+ 外流，动作电位 4 相自动去极化速率增快，使心肌细胞自律性增高，从而诱发各种室性心律失常，如室性期前收缩、二联律、室性心动过速等，故静脉注射氯化钡可制作心律失常病理模型。利多卡因作用于浦肯野纤维，轻度抑制 Na^+ 内流，促进 K^+ 外流，减慢动作电位 4 相去极化速率，降低自律性，对氯化钡引起的心律失常有治疗作用。本实验通过氯化钡诱发心律失常的动物模型，以心电图为指标，观察利多卡因的抗心律失常作用。

三、实验操作

【实验材料】

（1）实验动物：家兔。

（2）实验器材：BL-420I 生物机能实验系统 1 套、引导电极 1 套、婴儿秤 1 台、兔手术台 1 台、哺乳类动物手术器械 1 套、注射器（1 mL、5 mL、10 mL）、6 号针头 3 个。

（3）实验药品：20% 氨基甲酸乙酯溶液、0.4% 氯化钡溶液、0.5% 利多卡因溶液。

【实验方法】

（1）称重、麻醉、固定家兔：取家兔 1 只，称重，经家兔耳缘静脉缓慢注射 20% 氨基甲酸乙酯溶液 4 ～ 5 mL/kg，将麻醉好的家兔背位固定于兔手术台上。

（2）标准Ⅱ导联连接：选用标准Ⅱ导联，将引导电极的红、白、黑色鳄鱼夹连接注射针头，分别插入家兔左后肢、右前肢和右后肢皮下。

【观察项目】

（1）观察正常心电图：启动计算机 BL-420I 生物机能实验系统，在 TM-WAVE 软件主界面菜单条中执行"输入信号"—"1 通道"—"心电"命令，开始实验。引导的心电信号输入 BL-420I 生物机能实验系统，1 通道波形显示窗口即描记出家兔的正常心电图波形。

（2）观察心律失常心电图：经家兔耳缘静脉注射 0.4% 氯化钡溶液 1.0 mL/kg，制作心律失常病理模型，同时描记给药后的心电图，观察氯化钡引起的心律失常心电图。

（3）观察利多卡因的抗心律失常作用：当室性期前收缩、二联律或室性心动过速等心律失常较恒定出现时，立即耳缘静脉注射 0.5% 利多卡因溶液 1.0 mL/kg，描记给药后 30 min 的心电图，观察利多卡因能否终止心律失常及起效时间。

【实验流程】

利多卡因对氯化钡诱发家兔心律失常的治疗作用实验操作流程如图 3-17 所示。

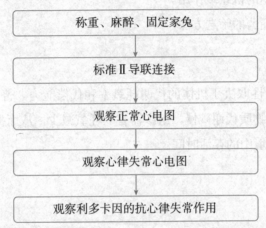

图3-17 利多卡因对氯化钡诱发家兔心律失常的治疗作用实验操作流程

【结果记录】

将已描记的心电图进行回放、剪辑，打印、粘贴或描绘在表 3-7 中。

表3-7 利多卡因对氯化钡诱发家兔心律失常的治疗作用记录表

观察项目	心电图波形
1.正常	
2.注射氯化钡溶液后	
3.注射利多卡因溶液后	

【注意事项】

（1）引导电极连接的注射针头不要插入肌肉，以免肌电干扰。

（2）0.5% 利多卡因溶液要缓慢静脉注射。

（3）实验过程中，要连续描记心电图，直到抢救成功。

四、问题与思考

（1）氯化钡诱发心律失常的机理是什么？

（2）利多卡因抗心律失常的机理是什么？

任务三 观察普萘洛尔的抗缺氧作用

一、学习任务

（1）观察普萘洛尔的抗缺氧作用。

（2）学习抗心绞痛药的筛选方法。

二、任务原理

机体对缺氧的耐受性取决于机体的代谢耗氧率和代偿能力。普萘洛尔通过阻断 β 受体，使内脏活动减弱，物质代谢减慢，组织器官的耗氧减少，从而提高机体对缺氧的耐受性，延长机体在缺氧环境中的存活时间。

三、实验操作

【实验材料】

（1）实验动物：小鼠（20±0.5）g，雌性或雄性，2 只。

（2）实验器材：小动物电子秤 1 台、125 mL 广口瓶（配橡胶塞）2 个、1 mL 注射器（含针头）2 支、秒表 2 个。

（3）实验药品：0.3% 普萘洛尔溶液、生理盐水。

【实验方法】

（1）取体重相近的小鼠 2 只，称重、标记。观察小鼠的呼吸，以及唇、耳、尾等部位的颜色和正常活动情况。

（2）1 号小鼠腹腔注射 0.3% 普萘洛尔溶液 0.2 mL/10 g，2 号小鼠腹腔注射等剂量生理盐水作对照。

（3）给药 15 min 后，将 2 只小鼠分别放入 125 mL 广口瓶内；用橡胶塞密闭广口瓶，立即计时。

【观察项目】

观察小鼠在密闭广口瓶内的呼吸运动，唇、耳、尾等部位的颜色变化及活动情况，直至 2 只小鼠呼吸停止而死亡，记录各小鼠存活时间。

【实验流程】

普萘洛尔的抗缺氧实验操作流程如图 3-18 所示。

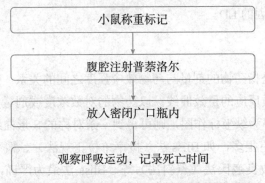

图3-18 普萘洛尔的抗缺氧实验操作流程

【结果记录】

（1）统计全班实验结果，记在表3-8中。

表3-8 普萘洛尔对小鼠常压缺氧存活时间的影响

分组	动物数/n	药物及剂量/mg	本组小鼠存活时间/min	全班统计小鼠平均存活时间/min
实验组				
对照组				

（2）按下式计算存活时间延长百分率，判断普萘洛尔有无抗缺氧作用。

存活时间延长百分率＝（实验组平均存活时间－对照组平均存活时间）×100%/ 对照组平均存活时间

【注意事项】

（1）广口瓶容量要一致，瓶盖应能密封瓶口；瓶底可放钠石灰 15 g，以吸收 CO_2 和水分。

（2）本实验以呼吸停止为死亡指标，实验中应密切观察呼吸的变化。

四、问题与思考

（1）普萘洛尔如何产生抗缺氧作用？

（2）药物的抗缺氧作用对治疗心绞痛有何临床意义？

任务四 测定普鲁卡因半数致死量

一、实验任务

（1）通过实验了解测定药物半数致死量（LD_{50}）的方法、步骤和计算过程。

（2）测定普鲁卡因的 LD_{50}。

二、任务原理

药物的量效关系是指药物的剂量与药物效应强度之间的关系。药理效应按性质可以分为量反应与质反应。质反应的量效曲线：以药物的对数浓度或剂量为横坐标、以剂量增加的累积阳性反应百分率为纵坐标作图，则可得到一条对称的 S 形曲线。

LD_{50} 的计算方法有很多，如 Bliss 法（概率单位正规法）、概率单位图解法、寇氏面积法、序贯法、孙氏改良寇氏法（点斜法）等。Bliss 法最为严谨，结果最精密，申报新药一般采用此法。孙氏改良寇氏法计算方法简便、结果较准确，适用于学生实验。

三、实验操作

【实验材料】

（1）实验动物：小鼠，雌雄各半，体重为 18～22 g。

（2）实验器材：电子秤 1 台、鼠笼、1 mL 注射器 1 支。

（3）实验药品：2% 盐酸普鲁卡因溶液。

【实验方法】

（1）探索剂量范围：取小鼠 8～10 只，以 2 只为一组，分为 4～5 组。选择剂量间距较大的一系列剂量，分别为各组小鼠腹腔注射 2% 盐酸普鲁卡因溶液，观察出现的症状并记录死亡数，找出引起 0% 及 100% 死亡率的药物的剂量范围（致死量在 105～150 mg/kg）。本步骤可在实验室进行预实验。

（2）正式实验在预实验所获得的 0% 和 100% 致死量的范围内，选用几个剂量（一般用 5 个剂量，按等比例增减，相邻剂量之间的比例为 1∶0.7 或 1∶0.8），各剂量组动物数为 10 只，分别称重、编号标记。动物的体重和性别要分组随机分配，完成动物分组和剂量计算后按组腹腔注射给药。最好先从中剂量组开始，以便能从最初的几组动物接受药物后的反应来判断剂量设置是否合适，可随时调整剩余几组的剂量，尽可能将动物的死亡率控制在 50% 左右，死亡率为 0% 或 100% 时，均不能用于分析计算。

实验以全班为单位，可以一个组观察一个剂量组（10 只小鼠），或每组各观察每一剂量组的 2 只小鼠。注意给药量要准确，注射方法要规范，以减小操作误差，避免非药物所致的死亡，得到准确的实验结果。

（3）观察实验结果：给药后即观察小鼠活动改变情况和死亡数，存活者一般在 15～20 min 内恢复常态，故观察 30 min 内的死亡率。

（4）计算 LD_{50} 及其 95% 可信区间：LD_{50} 的计算方法有多种，这里介绍最常用的 Bliss 法。此法虽计算步骤稍烦琐，但结果较准确，实际应用时可借助计算机。

先用较大的剂量间距确定致死剂量的范围，再在此范围内设定若干剂量组，剂量按等比方式设计，相邻两个剂量间距比例为 0.65 ～ 0.85，给药后观察规定时间内动物的死亡率，根据死亡率计算 LD_{50}。请注意：若死亡率为 10%，其概率单位为 $+\infty$ 和 $-\infty$，数据可列于表格中，但不能用于计算。

【观察项目】

观察 30 min 内的死亡率。

【实验流程】

测定普鲁卡因半数致死量操作流程如图 3-19 所示。

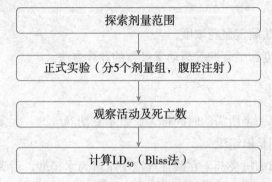

图3-19　测定普鲁卡因半数致死量操作流程

【结果记录】

将小鼠腹腔注射盐酸普鲁卡因半数致死量记录在表 3-9 中。

表3-9　小鼠腹腔注射盐酸普鲁卡因半数致死量（LD_{50}）计算

剂量D	lg D/X	X^2	动物数n	死亡率/%	概率单位Y	权重W	WX	WX^2

【注意事项】

（1）室温、季节、实验时间、动物饥饱、光照、饲养条件等均会影响本实验的结果，应尽可能保持一致，必要时加以说明。

（2）实验时，不要把各组剂量搞混，腹腔注射剂量要准确，注射部位要正确，不能将药物注入肠腔、膀胱或其他脏器内。

（3）实验观测指标是死亡要以呼吸、心跳停止为指标。

（4）LD_{50} 的测定方法有很多，报告 LD_{50} 时应说明计算方法。

四、问题与思考

（1）从药物量效曲线上可以获得哪些有关的资料？

（2）何谓 LD_{50}？测定 LD_{50} 的药理学意义和依据是什么？

（3）用 LD_{50} 评价药物的安全性有何缺点？评价药物安全性的指标还有哪些？

任务五　测定血药浓度和血浆半衰期

一、学习任务

（1）学习用比色法测定血药浓度。

（2）了解血药浓度和半衰期等药动学参数的计算方法。

二、任务原理

血浆药物浓度下降一半所需的时间称为血浆半衰期（$t_{1/2}$）。大多数药物的消除速率属于恒比消除，其半衰期是恒定值。

水杨酸钠为解热镇痛抗炎药，在酸性环境中水解为水杨酸，后者可与三氯化铁反应，生成一种紫色络合物。此络合物在 520 nm 波长处比色，其光密度与水杨酸的浓度成正比关系。故可通过比色法测定给药后不同时间血浆中水杨酸的光密度值，从而求出相应时间血浆中水杨酸的浓度，并通过单位时间内水杨酸钠血药浓度的变化来计算出水杨酸钠的血浆半衰期。

三、实验操作

【实验材料】

（1）实验动物：家兔。

（2）实验器材：721 型分光光度计 1 台、离心机 1 台、计算机 1 台、婴儿秤 1 台、兔手术台 1 台、哺乳类动物手术器械 1 套、10 mL 试管和离心管各 5 支、小玻璃棒 2 根、试管架 1 个、1 mL 注射器 2 支、5 mL 注射器 2 支、6 号针头 3 个、动脉插管 1 根、动脉夹 1 个、刻度吸管若干（1 mL、2 mL、5 mL）、洗耳球 1 个、滤纸和细线若干。

（3）实验药品：10% 水杨酸钠溶液、0.02% 水杨酸钠标准溶液、10% 三氯醋酸溶液、10% 三氯化铁溶液、20% 氨基甲酸乙酯溶液、0.5% 肝素溶液、1% 肝素生理盐水、蒸馏水。

【实验方法】

（1）称重、麻醉、固定家兔：取家兔 1 只，称重，经家兔耳缘静脉缓慢注射 20% 氨基甲酸乙酯溶液 4 ～ 5 mL/kg，将麻醉好的家兔背位固定于兔手术台上。

（2）颈总动脉插管：剪去兔颈部的毛，沿正中线切开颈部皮肤，分离颈总动脉，进行颈总动脉插管。

（3）全身肝素化：从家兔耳缘静脉注射 1% 肝素生理盐水 1 mL/kg，使家兔全身肝素化。

（4）配制比色液：取离心管 5 支，编 1～5 号，按表 3-10 加液，摇匀静置。

（5）取空白血：用 2 mL 注射器（0.5% 肝素溶液润湿注射器内腔）从动脉插管三通阀的侧管处取血 2 mL，分别置于 1 号对照管和 2 号标准管各 1 mL，搅匀静置。

（6）给药后取含药血：从家兔耳缘静脉注射 10% 水杨酸钠溶液 2 mL/kg，记录注射完毕时间。于给药后的 1 min、5 min 和 30 min 从动脉插管三通阀的侧管处各取血 1 mL，分别置于 3、4、5 号离心管中，搅匀静置。

表3-10　测定血药浓度及血浆半衰期各测试管加液表　　　　　单位：mL

药品	1号管	2号管	3号管	4号管	5号管
10%三氯醋酸溶液	3.5	3.5	3.5	3.5	3.5
0.02%水杨酸钠标准溶液	—	1	—	—	—
蒸馏水	1	—	1	1	1
血样	空白血	空白血	含药血（1 min）	含药血（5 min）	含药血（30 min）

（7）离心后取上清液、显色：将 5 支离心管以 2 500 r/min 离心 5 min，然后精确吸取每一离心管上清液 3 mL，分别置于另一组有相应编号的试管中，每管各加入 10% 三氯化铁溶液 0.5 mL，摇匀、显色、备用。

【观察项目】

测定光密度，计算血药浓度。用 721 型分光光度计，于 520 nm 波长、1 cm 光径比色血，以 1 号管调"0"点，测 2～5 号管的光密度 $D_2 \sim D_5$。根据同一种溶液浓度与光密度成正比的原理，按下列公式计算各测试管水杨酸钠浓度。

测定管水杨酸钠浓度 $c_n = \dfrac{C_{标} \times d_n}{d_{标}}$ （μg/mL）

【实验流程】

测定血药浓度和血浆半衰期实验操作流程如图 3-20 所示。

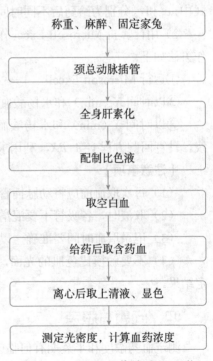

称重、麻醉、固定家兔

颈总动脉插管

全身肝素化

配制比色液

取空白血

给药后取含药血

离心后取上清液、显色

测定光密度，计算血药浓度

图3-20　测定血药浓度和血浆半衰期实验操作流程

（1）将测定数据和计算结果记录在表 3-11 中。

表3-11　各测试管光密度及水杨酸钠浓度

管号	给药后取血时间/min	光密度	血药浓度/（μg·mL⁻¹）
1			
2			
3			
4			
5			

（2）计算血浆半衰期：按下法计算半衰期。

1）根据公式计算半衰期：

$$t_{1/2} = \frac{0.301\Delta t}{\lg c_1 - \lg c_2}$$

式中，c_1 和 c_2 分别为给药后不同时间的血药浓度；Δt 为给药后两次取血的间隔时间（min）。

2）用计算机 Microsoft Excel 作药时曲线，求回归方程，再计算 $t_{1/2}$ 等药动学参数。操作方法如下：

①运行 Microsoft Excel；

②以时间 X（min）和水杨酸血药浓度（μg/mL）作散点图，添加趋势线得药时曲线；

③以时间 X（min）和水杨酸血药浓度的对数作散点图，添加趋势线得半对数药时曲线，计算回归方程 $y=A+BX$，利用求得的 A 和 B 值，计算 $t_{1/2}$ 等药动学参数。

【注意事项】

（1）每次取血前应将动脉插管内残余血放掉。

（2）取液时，各吸管不要混淆。

（3）记录取血时间要准确，以实际取血时间为准。

（4）不要触摸比色皿的光面，如溶液溢出，用擦镜纸擦拭，以免损坏光面，影响测定结果。

四、问题与思考

测定血药浓度和半衰期有何临床意义？

任务六　观察药物对小鼠肠蠕动的影响

一、学习任务

（1）观察阿托品、新斯的明对小鼠肠蠕动的影响。

（2）学习整体动物肠蠕动的实验方法。

二、任务原理

肠道平滑肌上存在 M 受体，当 M 受体兴奋时，肠道平滑肌兴奋，肠蠕动加快，当 M 受体被阻断时，肠蠕动减慢。阿托品为 M 胆碱受体阻断药，可与肠道平滑肌上的 M 受体结合，减慢肠蠕动；新斯的明为胆碱酯酶抑制药，可间接激动 M、N 受体，加快肠蠕动。本实验通过小鼠服用炭末作为标记，测定给药一段时间后炭末在小肠内推进的距离，观察药物对小鼠肠蠕动的影响。

三、实验操作

【实验材料】

（1）实验动物：小鼠，体重（20±2）g。

（2）实验器材：手术剪 1 把、眼科镊 1 把、小鼠灌胃针头 4 个、1 mL 注射器 4 支、小动物电子秤 1 台。

（3）实验药品：生理盐水、0.1% 硫酸阿托品溶液、0.001% 新斯的明溶液、5% 炭末混悬液。

【实验方法】

（1）动物准备：取体重相近的小鼠 3 只，禁食不禁水 24 h 后称重、标记。

（2）给药：甲、乙、丙 3 只小鼠分别灌胃给予 0.1% 硫酸阿托品溶液、0.001% 新斯的明溶液、生理盐水，剂量均为 0.2 mL/10 g；15 min 后，每只小鼠均灌胃给予 5% 炭末混悬液 0.2 mL；15 min 后，颈椎脱臼法处死小鼠。

【观察项目】

（1）测量小肠推进距离：把处死的小鼠腹腔剖开，分离肠系膜，剪取上端至幽门，下端至回盲部的肠管，置于干净的试验台上，轻轻将小肠拉直，先测量肠管长度作为"小肠总长度"，再测量从幽门至炭末前沿的距离作为"炭末推进距离"。

（2）计算炭末推进率：按下列公式计算小肠中炭末向前推进的百分率。

$$炭末推进率（\%）\frac{炭末在肠内推进距离（cm）}{小肠总长度（cm）}\times100\%$$

【实验流程】

小鼠肠蠕动实验操作流程如图 3-21 所示。

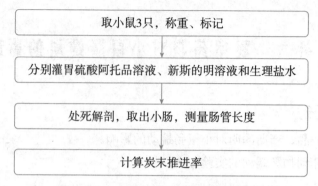

图3-21　小鼠肠蠕动实验操作流程

【结果记录】

将实验结果记录在表3-12中。

表3-12　药物对小鼠肠蠕动的影响

小鼠编号	药物	小肠总长度/cm	炭末推进距离/cm	炭末推进率/%
甲	0.1%阿托品			
乙	0.001%新斯的明			
丙	生理盐水			

【注意事项】

（1）开始给药至处死动物的时间必须准确，以免时间不同造成实验误差。

（2）灌胃给予炭末混悬液要一次给完，不要分次给予。

（3）平铺小肠测量长度时，应避免过度牵拉。

（4）炭末推进过程中可能出现中断现象，应以推进最前沿作为测量终点。

四、问题与思考

比较阿托品和新斯的明对肠蠕动的作用和作用机制，并叙述其临床意义。

任务七　观察镇痛药的作用

一、学习任务

利用热板法和化学刺激法学习筛选镇痛药的实验方法，观察罗通定的镇痛作用。

二、任务原理

当小鼠足底皮肤裸露在（55±0.5）℃恒温的金属板上受热刺激产生疼痛时，就会发生舔后足、踢后腿或跳跃等现象，该现象可作为痛觉指标。以接触热板到舔后足所需的时间作为痛阈值，以此为观测指标，观察药物的镇痛作用。罗通定有镇痛作用，可推迟小鼠疼痛反应时间。

把醋酸或酒石酸锑钾等化学物质注入小白鼠腹腔，刺激腹膜可引起深部大面积且持久的疼痛反应，表现为腹部两侧收缩内凹、躯干和后腿伸展、臀部抬高、躯体扭曲、蠕行等行为，称为扭体反应。该反应在注射刺激性化学物质后 15 min 内出现频率高，故以注射后 15 min 内发生的扭体次数或发生反应的小鼠数为疼痛定量指标。将给药组与对照组比较，若使扭体反应发生率减少 50% 以上，则可认为该药有镇痛作用。罗通定有镇痛作用，能抑制醋酸或酒石酸锑钾等化学物质所导致的小鼠扭体反应。

三、实验操作

（一）热板法镇痛实验

【实验材料】

（1）实验动物：小鼠，雌性，18 ~ 22 g。

（2）实验器材：热板仪 1 台、小动物电子秤 1 台、1 mL 注射器 2 支、5 号针头 2 个。

（3）实验药品：0.3% 罗通定溶液、生理盐水、记号笔。

【实验方法】

（1）动物筛选：将热板仪温度调至（55±0.5）℃，将小鼠置于热板上，立即用秒表计时，以小鼠舔后足作为痛觉指标，测定各小鼠的疼痛反应时间（称为痛阈值），共测 2 次（每次间隔 5 min），取其平均值为该鼠的痛阈值。以平均痛阈值不超过 30 s 的小鼠为合格小鼠，共选出 4 只小鼠。

（2）分组和给药：取合格小鼠 4 只，随机均分为实验组和对照组（每组 2 只），称重、编号。实验组小鼠腹腔注射 0.3% 罗通定溶液 0.1 mL/10 g（20 mg/10 g），对照组小鼠腹腔注射生理盐水 0.1 mL/10 g。

【观察项目】

观察给药后的疼痛反应：给药后于 15 min、30 min、45 min、60 min 各测定痛阈值 1 次，如果小鼠在 60 s 内未舔后足，应立即取出小鼠，痛阈值按 60 s 计算。

【实验流程】

热板法镇痛实验操作流程如图 3-22 所示。

【结果记录】

汇总全班结果，按下列公式计算痛阈提高百分率，并将

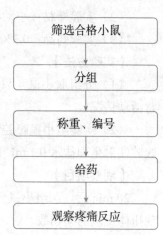

图3-22 热板法镇痛实验操作流程

给药前后小鼠平均痛阈值及痛阈改变百分率填入表3–13中。

$$痛阈提高百分率 = \frac{给药后平均痛阈值 - 给药前平均痛阈值}{给药前平均痛阈值} \times 100\%$$

表3–13 热板法测定罗通定镇痛作用实验

分组	小鼠总数/只	给药前平均痛阈值/s				给药后平均痛阈值/s			
		15 min	30 min	45 min	60 min	15 min	30 min	45 min	60 min
实验组									
对照组									

【注意事项】

（1）小鼠应选雌性，因雄性小鼠遇热时阴囊松弛下垂，阴囊易与热板接触导致反应敏感而影响实验结果。

（2）热板法个体差异大，实验动物应预先筛选。一般以疼痛反应在30 s以内者为敏感鼠，可供实验使用；疼痛反应在10 s内以及喜跳跃的小鼠应弃用。

（3）室温以15～20 ℃为宜，室温过低小鼠反应迟钝，过高则过于敏感，影响实验的准确性。

（4）用药后小鼠痛阈值超过60 s者应立即取出，以防烫伤足部而影响实验结果，其痛阈值按60 s计算。

（5）及时清理热板上的粪便等异物，以免影响测定的准确性。

（二）化学刺激法镇痛实验

【实验材料】

（1）实验动物：小鼠，雌雄各半，18～22 g。

（2）实验器材：小动物电子秤1台、1 mL注射器2支、5号针头2个、鼠笼。

（3）实验药品：0.3%罗通定溶液、生理盐水、记号笔。

【实验方法】

（1）分组取小鼠4只，随机分为2组，每组2只。称重、编号，观察每组动物的正常活动情况。

（2）实验组小鼠腹腔注射0.3%罗通定溶液0.1 mL/10 g（20 mg/10 g），对照组小鼠腹腔注射生理盐水0.1 mL/10 g。

【观察项目】

20 min后，两组小鼠分别腹腔注射0.6%醋酸溶液0.1 mL/10 g，观察15 min内各组出现扭体反应的动物数。

【实验流程】

化学刺激法镇痛实验操作流程如图3–23所示。

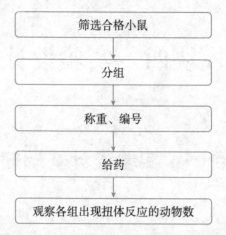

图3-23 化学刺激法镇痛实验操作流程

【结果记录】

收集全班结果，将结果填入表 3-14 中，并按给出的公式计算罗通定镇痛百分率。

表3-14 化学刺激法测定罗通定镇痛作用实验

分组	动物数/n	药物及剂量	无扭体动物数	扭体动物数	镇痛百分率
实验组					
对照组					

$$药物镇痛百分率 = \frac{实验组无扭体反应数 - 对照组无扭体反应数}{对照组扭体反应数} \times 100\%$$

【注意事项】

（1）0.6% 醋酸溶液应现用现配，以免存放过久致痛效果不佳。

（2）扭体反应指标中有任何一项表现即可认为阳性。

（3）小鼠对疼痛刺激的反应差异较大，实验组比对照组扭体反应减少 50% 以上才认为有镇痛效果。

四、问题与思考

应用热板法和化学刺激法筛选镇痛药有何区别？

课后习题

模块四　实验设计

项目一　实验设计基础知识

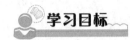 **学习目标**

知识目标

掌握实验设计的基本要素，熟悉科研选题的研究方法。

能力目标

能团队合作撰写一份实验设计方案，并根据方案开展实验，会分析实验数据及结果，形成实验结论，完成实验报告，说明实验的科学意义。

素质目标

培养探索创新、求真务实的科研精神；养成科学严谨、缜密的思维方式；具备沟通交流能力与团队合作能力。

项目导入

实验设计是实验研究工作中的一个重要环节。实验设计不仅是实验步骤的依据，还是科研获得预期结果的重要保证。学生通过实验设计，学会查阅文献、掌握选题方法、提出假说、制定合理的研究方案、开展实验研究。实验的实施过程包括实验准备、预实验、正式实验、资料和数据的收集整理等，其中必须重视原始记录的整理与统计分析。

20世纪60年代，在氯喹抗疟失效、人类饱受疟疾之害的情况下，屠呦呦接受了我国疟疾防治研究项目艰巨的抗疟研究任务，成为中药抗疟研究组组长。屠呦呦团队经过十几年的潜心研究，整理中医药典籍、走访名老中医，创新性地采用低沸点溶剂的提取方法，富集了青蒿的抗疟组分，最终于1972年发现了青蒿素。2000年以来，世界卫生组织把青蒿素类药物作为首选抗疟药物。世界卫生组织《疟疾实况报道》显示，2000年至2015年期间，全球各年龄组危险人群中疟疾死亡率下降了60%，5岁以下儿童死亡率下降了65%。因此，屠呦呦2015年荣获诺贝尔生理学或医学奖，并先后荣获国家最高科学技术奖和"最美奋斗者"等荣誉称号。2019年被授予"共和国勋章"。屠呦呦用青蒿这种中国常见的植物改变了人类的抗疟史。我们在做每一个实验时，都应该学习中国科学家的这种刻苦钻研和探索创新的精神。

任务一 做好科研选题与实验设计

一、学习任务

了解科研选题的方向与思路，熟悉实验设计的要素及模块，能团队合作完成一份科学、合理、可行的科研实验设计书，并通过相互评分与组间比较，学到合格的实验设计书应具备的特征，学会完善修改设计内容。

二、任务原理

实验设计是根据已有的文献报道和拟解决的关键科学问题，提出合理的科学假说，结合具体的实验条件，制订合理的研究方案，并付诸实施的一个过程。实验设计是实验过程的依据、数据处理的前提，也是实验研究获得预期结果的重要保证。因此，一个科学的、合理的实验设计方案，不仅能够依据研究目的规定具体的研究任务和所要采取的技术路线和方法，而且能最大限度地减小误差，获得可靠的结果。

（一）实验设计的三大要素

（1）受试对象：实验对象，如用小鼠做实验，小鼠就是本次实验的实验对象。要根据实验设计估算出较合适的样本数量（动物数量）。

（2）处理因素：是指根据实验的目的，人为地给实验对象施加某种外部的干预并引起实验对象直接或间接效应的因素，如观察某种药物对动物（实验对象）生理功能的影响。要注意处理因素的标准化，并控制非处理因素。

（3）实验效应：是指实验对象接受处理因素后所出现的实验结果，可通过观察各项指标的变化来反映。要观察的指标包括背景（模型）指标和探索性指标，前者如证实疾病模型复制成功的指标、反映质控的指标、反映阴性或阳性的对照指标等，背景指标必须是肯定的结果。

（二）实验指标选择的基本条件

（1）特异性：指标应能特异地反映某一特定的现象而不至于与其他现象相混淆。如研究糖尿病用血糖作指标，研究肝炎以血和肝功能改变作指标而不能用血压改变作指标。特异性低的指标容易造成"假阳性"。

（2）客观性：应避免受主观因素干扰造成误差。尽可能选用具体数字或图形表示的客观指标，如心电图、脑电图、血压、心率、血液生化指标等，而用疼痛、饥饿、疲倦、全身不适、咳嗽等症状和研究者目测较差。

（3）灵敏度：灵敏度高的指标能使微小效应显示出来。灵敏度低的指标可使本应出现的变化不出现，造成"假阴性"。

（4）精确度：精确度包括精密度和准确度。精密度指重复观察时观察值与其均值的接近程度，其差值属于随机误差。准确度指观察值与其真实值的接近程度，主要受系统误差的影响。实验指标要求既精密又准确。

（5）可行性：指研究者的技术水平和实验室的设备条件能够完成本实验的指标测定。

（6）认可性：指现成指标必须有文献依据，自己创立的指标必须经过专门实验鉴定。

（三）实验设计的四大原则

（1）对照原则：实验除观察处理因素的作用外，为了对比处理因素与非处理因素之间的差异以消除和减小实验误差，需要设立对照组。常用的对照方法包括。

1）空白对照，即实验对象不作任何因素的处理。

2）正常对照，即经过同样的处理（包括麻醉、注射、假手术等），但不给予实验因素的处理。

3）自身对照，即对照与实验在同一受试对象上进行。

4）组间对照，即几个实验组之间相互对照。

5）标准对照，即实验结果与标准值或正常值相比较。

（2）随机原则：运用"随机数字表""抽签""抓阄"等将研究对象随机分配至各实验组中，通过随机化分组处理，可减小抽样误差、外在或人为因素的干扰，以保证结果比较准确地反映总体。

（3）重复原则：由于实验对象的个体差异等因素，一次实验结果往往并不够准确，因此，需要多次重复实验以获得稳定的结果。

（4）均衡原则：对于可能影响实验结果的因素，如动物数量、性别、品种、年龄、体重等要尽量保持相同、均一，以减小实验误差。

三、实验操作

【实验材料】

（1）实验资料：选题指南、参考文献、评分表、实验设计书范本等。

（2）实验动物：机能学实验室所能提供的常用的实验动物包括小鼠、大鼠、家兔、蛙等。

（3）实验器材：机能学实验室所能提供的常用的实验器材包括生物机能实验系统、热板仪、离心机、分光光度计、显微镜、手术器械等。

（4）实验药品：机能学实验室所能提供的常用的实验药品包括20% 氨基甲酸乙酯溶液、生理盐水、肝素、肾上腺素、去甲肾上腺素、尼可刹米等。

【实验方法】

（1）分组查阅文献，撰写实验设计书（表4-1）。

表4-1 实验设计书

实验设计书
1.研究题目
2.实验设计者（组员）：学号、班组、姓名
3.研究背景或立论依据
4.实验设计思路（假说）
5.研究目的和内容
6.研究对象（性别、规格、数量）、材料和方法
7.观察指标：背景指标、探索性指标（前瞻性指标）
8.研究技术路线
9.统计学方法
10.预期实验结果
11.可行性分析
12.创新性及特色

（2）组间相互检查实验设计书。

（3）实验设计书展示、汇报与评选。

（4）教师点评与指导。

（5）各组修改完善实验设计书。

【观察项目】

填写实验设计书评分表（表4-2）。

表4-2 实验设计书评分表

实验设计书评分表					
评分项目	结构完整、科学性强、可行性高（8分）	结构基本完整、科学性较强、可行性较高（6分）	结构不完整、科学性低、可行性低（4分）	该项目未完成（0分）	总体得分
1.研究题目					
2.实验设计者					
3.研究背景或立论依据					
4.实验设计思路					
5.研究目的和内容					
6.研究对象、材料和方法					
7.观察指标					

实验设计书评分表					
评分项目	结构完整、科学性强、可行性高（8分）	结构基本完整、科学性较强、可行性较高（6分）	结构不完整、科学性低、可行性低（4分）	该项目未完成（0分）	总体得分
8.研究技术路线					
9.统计学方法					
10.预期实验结果					
11.可行性分析					
12.创新性及特色					

【实验流程】

实验设计流程如图4-1所示。

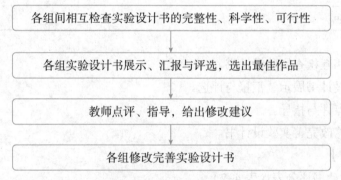

图4-1 实验设计流程

【结果记录】

填写汇总评分表（表4-3）。

表4-3 汇总评分表

汇总评分表				
评分项目组别	完整性评分	科学性评分	可行性评分	总体评分
第一组				
第二组				
第三组				
第四组				
第五组				
第六组				

四、问题与思考

（1）你认为一份合格的实验设计书具备哪些特征？

（2）你的实验设计书存在哪些不足？应怎样改进？

任务二　根据实验设计开展实验

一、学习任务

根据本组撰写的实验设计书，团队合作开展实验。学会观察和记录实验数据与现象，并处理和分析数据和现象，得出实验结果与结论，完成实验报告。

二、任务原理

实验观察和记录在科学实验中非常重要。为了正确观察和记录，实验者在技术上应明确实验目的和要求，熟悉所使用的仪器设备和技术方法，观察记录时要严谨、细致、实事求是，避免主观性。因此，在实验中一定要重视原始记录。

（1）在实验设计中应预先规定或设计好原始记录方式。

（2）原始记录要及时、完整、准确。切不可用事后整理的记录代替原始记录。

（3）原始记录的内容。

1）实验名称、日期、时间、实验参与者。

2）受试对象（如为动物，应标明种类、品系、体重、性别、健康状况等）。

3）实验环境情况：室温、湿度等。

4）实验仪器和药品：主要仪器应标明名称、型号、厂家；药品应写明名称、厂家、货号、纯度、浓度、给药剂量、给药时间、给药方法等。

5）实验方法和步骤：动物分组、给药及处理方法、观察方法、测量方法、实验步骤及注意事项等。

6）实验指标：包括名称、单位、数量及不同时间的变化等。

（4）实验数据的整理和分析：

1）在取得原始记录后，要整理原始资料，使之系统化、明确化、标准化。

2）进行统计指标的计算，算出各组数据的均数和百分率。如果是计数指标，一般用百分数表示；若为计量指标，应计算均数、标准差及标准误差等。

3）进行统计学的显著性测验，测量均值或百分数对估计总体的可信程度；比较两组以上统计数值之间的差异是否显著，以此来推论事物的一般规律，或否定原先假设，或使之上升为结论或理论。

三、实验操作

【实验材料】

（1）实验资料：实验设计书、参考文献、实验记录本等。

（2）实验动物：根据实验的目的和内容选择适合的实验动物，常用的实验动物包括小鼠、大鼠、家兔、蛙等。

（3）实验器材：根据实验的目的和内容选择适配的实验器材，机能学实验常用的器材包括生物机能实验系统、热板仪、离心机、分光光度计、显微镜、手术器械等。

（4）实验药品：根据实验的目的和内容选择所需的实验药品，机能学实验常用的药品包括氨基甲酸乙酯、生理盐水、肝素、肾上腺素、去甲肾上腺素、尼可刹米等。

【实验方法】

1. 预实验

在正式实验前一定要先进行预实验。通过预实验摸索实验条件，并进行调整和优化，提高实验成功率和节约实验成本。落实小组成员的实验分工，做好团队合作。

2. 正式实验

根据预实验摸索优化的实验条件，设计实验方案，备齐实验用品，安排好实验进程。开展正式实验。一般来说，正式实验需在相同条件下重复三次，收集好实验数据及实验标本。做好实验记录。

【观察项目】

（1）实验指标：如血压、心率、脉搏、尿量等。

（2）实验现象：如呼吸频率、深度的变化；肌张力、心电描记曲线的变化等。

（3）实验数据：如出现扭体反应、竖尾、洗脸、翻正反射的小鼠个数等。

【实验流程】

实验流程如图 4-2 所示。

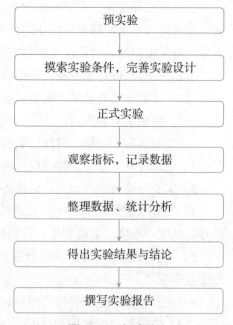

图4-2　实验流程

【结果记录】

将观察到的实验现象和记录到的实验数据填在表 4-4 中。

表4-4　实验结果记录表

观察项目组别	项目1	项目2	项目3
实验组 1			
实验组 2			

观察项目组别	项目1	项目2	项目3
实验组 3			
实验组 4			
实验组 5			
实验组 6			
...			

四、问题与思考

（1）你的实验结果与结论是否符合实验设计的预期目标？如果不符合，原因是什么？

（2）为什么要先进行预实验再开展正式实验？两者在实验操作上有何区别？

（3）为什么正式实验要在相同条件下重复三次？重复实验的数据是否一致？如果不一致，原因是什么？应怎样处理差异较大的数据？

（4）数据分析的常用统计学方法和软件有哪些？应怎样选择合适的统计学方法？

课后习题

项目二　创新性科研实验设计

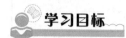 **学习目标**

知识目标

了解实验创新的内涵及意义，熟悉创新的设计思路与实验方法。

能力目标

以问题为导向，能团队合作撰写一份创新性实验设计方案，并根据方案开展实验，会分析实验数据及结果，形成实验结论，撰写论文，制作汇报PPT，完成实验答辩。能参加创新研究实验设计比赛。

素质目标

培养实操能力与创新能力；培养查阅、搜索、整理文献的能力与信息化能力；养成发现问题、思考问题、解决问题的能力；培养探索创新、求真务实的科研精神；提高科研素养及科研水平；培养沟通交流能力、竞争意识与合作精神。

项目导入

在教学过程中以学生为中心、注重能力素质培养的教育理念，进一步强化科教协同育人，培养全面发展、具有创新意识和能力的医学生。践行"以赛促学、以赛促教"，组织创新实验设计比赛，提高学生实践技能和解决问题能力，提升学生实验设计的创新性和科学性。"全国大学生基础医学创新研究暨实验设计论坛"是一项通过学生汇报学习期间的科研成果、探讨实验设计思路的方式，比拼学生们的创新思维和实验设计能力。此项赛事为医学生们提供高水平的竞技与交流平台。此大赛已被纳入全国普通高校大学生竞赛项目，是全国基础医学教育领域影响力最大的大学生创新设计竞赛活动。

任务　创新实验设计比赛

一、学习任务

从生理学、病理生理学、药理学（含药物研发）等学科挖掘创新实验的思路与方法，能团队合作完成一份科学、合理、可行的创新实验设计方案，要求自主选题、自主设计、自主撰写、自主实施。注重设计的应用性与原创性。组织并参加基础医学创新研究实验设计比赛。

二、任务原理

实验创新是指通过实验方法对某一领域的理论、技术、应用等方面进行探索和创新。其要素如下。

（1）实验设计：实验设计是实验创新的核心，好的实验设计能够有效地测试出假设，并提供可靠的实验数据和结论。实验设计包括确定实验目标、实验方案、实验方法、实验对象、实验工具、实验条件等。

（2）创新思维：创新思维是实验创新的基础，是指通过对问题的重新定义和重构，不断探索新的解决方案和方法的思维模式。创新思维需要具备敏锐的洞察力、开放性的思维和敢于冒险的精神。

（3）技术手段：实验创新需要支撑的技术手段包括实验设备、实验仪器、计算机软件等。这些技术手段不仅能够帮助实验的开展，而且能够对实验数据进行处理和分析，并提供创新的思路。

（4）团队合作：实验创新需要团队合作，主要包括管理人员、技术人员及辅助人员等。团队合作紧密配合、相互支持、有效沟通和合理分工，能够提高实验工作的效率和质量。

（5）资源保障：实验创新需要保障一定的资源条件，包括经费、场地、技术设备等。有了充足的资源保障，才能够更好地保障实验的顺利进行。

总之，实验创新需要创新思维、优秀的实验设计、先进的技术手段、团队合作和资源保障等多方面的支持。

三、实验操作

【实验材料】

（1）实验资料：实验设计方案稿、论文摘要、汇报 PPT、比赛评分标准表。

（2）仪器设备：智慧教室、多媒体设备、网络环境、线上直播设备、监控摄像头。

（3）人员准备：评委人员（由专家、教师、历届获奖学生代表担任）、会务人员、指导老师、参赛选手。

【实验方法】

（1）撰写实验设计方案：赛前撰写实验设计方案，并经过实验论证，完成实验报告。

（2）撰写论文摘要：赛前根据实验报告撰写研究论文，形成并提交论文摘要。

（3）制作汇报 PPT：赛前根据论文研究内容制作汇报 PPT 并提交。汇报项目包括题名、研究意义、研究现状、研究目标、研究内容、研究方法、研究结果、研究结论、任务分工等。比赛现场或在线汇报，汇报时间为 5 min。

（4）完成论文答辩：汇报之后根据评委提问进行论文答辩，时间为 5 min。

（5）评委评分，宣布比赛结果。

【观察项目】

（1）评分标准（表4-5）。

表4-5　创新研究实验设计比赛评分标准（满分100分）

项目	内容	评分标准	实际得分	本项得分
内容（50分）	可行性	20分（立项依据5分、技术路线方案10分、预实验结果5分）		
	创新性	10分（原创性）		
	实用性	20分（应用性与创新性）		
汇报答辩（30分）	PPT的逻辑性与美观性	2.5分		
	仪表、语言表达能力	2.5分		
	汇报思路与逻辑	5分		
	回答问题的准确性	10分		
	基础知识扎实	10分		
团队合作（20分）	团队分工协作	10分（互相协作、分工得当）		
	贡献度	10分（学生在作品中的贡献度）		
总分				

（2）奖项设置：设一、二、三等奖、优秀奖。一等奖不超过参赛作品总数的10%；二等奖不超过参赛作品总数的20%；三等奖不超过参赛作品总数的30%。设优秀奖若干。

【实验流程】

创新实验设计比赛流程如图4-3所示。

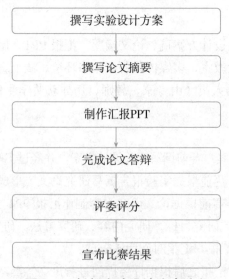

图4-3　创新实验设计比赛流程

【结果记录】

填写评分汇总表（表4-6）。

表4-6 评分汇总表

项目 组别	得分	排名	获奖名次
参赛队 1			
参赛队 2			
参赛队 3			
参赛队 4			
参赛队 5			
参赛队 6			
...			

四、问题与思考

（1）你的实验答辩存在哪些不足？产生的原因是什么？应当怎样改进？

（2）从本次比赛中你得到什么收获？对你今后的学习产生什么影响？

课后习题

模块五　虚拟仿真实验

项目一　VMC-100 医学虚拟仿真实验教学系统简介

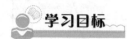 **学习目标**

知识目标

了解虚拟仿真实验系统的特点和功能。

能力目标

能说出虚拟仿真实验系统在机能学实验教学中的优势。

素质目标

鼓励学生勇于探索新知识，培养刻苦钻研的精神。

项目导入

借助人工智能和大数据技术，虚拟仿真技术已成为教学的一个重要手段。虚拟仿真技术不仅应用于自然科学领域（如物理、化学、生物和医学），还广泛应用于社会科学、人文科学、工程技术等领域。其可提供高度逼真的模拟环境，使学生能够身临其境地参与学习，提高学习兴趣和积极性，还允许学生反复操作、观察和分析，加深对知识点的理解和记忆。其为教育教学带来了革命性的变革。随着技术的不断发展和完善，虚拟仿真技术将在未来的教育教学中发挥更加重要的作用。

一、系统概述

VMC-100 医学虚拟仿真实验教学系统采用计算机虚拟仿真与网络技术，涵盖了 59 个机能学虚拟仿真实验，无须真实的实验动物，无须药品、设备等实验准备，不受时间、空间、动物及试剂等因素限制，即可帮助学生熟悉实验的操作步骤及实验结果，弥补了传统实验教学的不足，是机能学实验教学的一个有为补充。教师可用该系统辅助教学，学生可借助该系统进行课前预习、课中学习和课后知识的熟悉及强化。该系统不仅可以提高教师的教学效率、节约资源和成本，还可以培养学生的自主学习能力。

二、系统特点

【平台特点】

（1）支持多终端访问，覆盖多种学习场景，实现随时随地学习。

（2）实验教学内容知识体系完整、内容设计科学，系统性强。

（3）平台操作简便，教师可引用现有课程或自己创建课程，可个性化发布课程资料、测试。

（4）标准化的实验课程设计，课程信息自动汇总，测验考试自动记录评价。

（5）平台教、学、管全方位立体化，教学高效便捷。

【课程特点】

（1）内容完整：内容齐全、课件丰富。

（2）设计科学：与专家、高校教师深度合作，专业医学团队制作，内容准确。

（3）体系开放：仿真体系开放，根据不同操作得出不同结果，多维度训练学生的思维。

（4）界面美观：专业界面设计，画面精美。

三、系统功能

（1）系统具有系统门户管理、人员库管理、公共学习资源管理、公共题库管理、教学计划管理、问卷调查、评教管理、统计平台教学活动管理、资源统计等管理功能。

（2）系统支持多种教学活动，包括发布虚拟学习资源、布置作业、发布理论和技能考试等；支持个人资源的管理工作，包括私人学习资源管理、私人题库管理等。

（3）系统具有各种学习功能，包括虚拟资源学习，考试，提交作业，线上线下师生互动，申请开放性实验、自主创新实验，参与评教等。

（4）系统具有视频、文档格式自动转换、码流自动转换的功能，以适应不同的访问终端（Android、iOS 等移动端）；所有文档资源自动转码成 PDF 格式在线播放，视频类资源系统自动转码为 mp4 格式在线播放。

（5）系统具有角色管理功能：可建立学生、教师、管理员、超级管理员等角色，各级管理员也可以根据自身的需求创建角色和为角色指定权限（日志管理员、权限管理员等）。

（6）系统具有权限管理功能：管理员可以批量给用户分配、收回权限，具有权限整体移交功能。所有人员必须赋予一定角色、权限后才能执行相应的操作。角色包含若干权限，角色可以由用户自定义和配置。

课后习题

·127·

项目二 虚拟仿真实验系统的使用

知识目标

了解虚拟仿真实验系统的功能，掌握这些功能的操作方法。

能力目标

掌握虚拟仿真实验系统的使用，能根据需求自主选择完成虚拟实验。

素质目标

培养创新意识和科学素养。

项目导入

虚拟仿真实验系统在机能学实验教学中，发挥着重要的作用，可以模拟神经冲动的传导和肌肉收缩的过程、模拟不同药物对机体的影响、模拟失血性休克的发生机制等，使学生更直观地理解机体的调节功能、药物的作用机制和药理效应以及疾病的病理生理过程。传统的实验方法往往受限于实验条件、伦理道德以及学生的安全性，难以让学生在真实环境中直接观察和学习，而虚拟仿真实验系统以其高度逼真的模拟环境和互动性强的特点，为学生观察和学习新知识提供了有力的支持。

VMC-100医学虚拟仿真实验教学中心是依托网络通信和数据库管理技术建设的具有扩展性、兼容性、前瞻性的管理和共享平台，可高效管理实验教学资源，实现实验教学资源共享，满足多地区、多学校和多学科专业的虚拟仿真实验教学需求。

学生个人中心功能简单，易于操作，包括我的班级、我的考试、我的作业、我的课程、互动交流、网络考试、模拟自测、实验预约等功能。下面简单介绍这些功能的操作方法。

一、以学生身份登录

在首页中以学生身份登录进入（图5-1、图5-2）。

二、单击登录界面中的"个人中心"

登录后，选择"个人中心"功能进入学生个人中心。

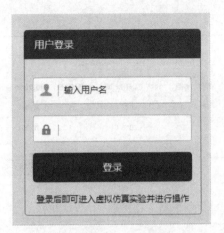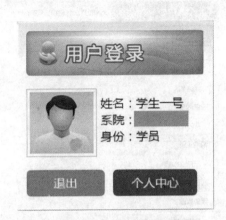

图5-1 以学生身份登录，用户名：xs01，密码：123　　　图5-2　用户登录界面

三、个人中心

在"个人中心"首页，可统计当前学生的学习信息，包括个人信息、我的班级、预约实验、我的收藏以及登录信息。单击部分统计图标或数字即可链接到相应的页面中，如图 5-3 所示。

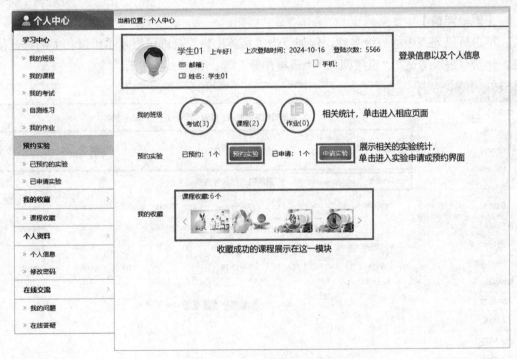

图5-3　"个人中心"首页

【我的班级】

进入"个人中心"，单击"学习中心"下"我的班级"栏目，将展示该班级中所有的资源信息统计，包括课程、作业、考试、开始时间等，如图 5-4 所示。

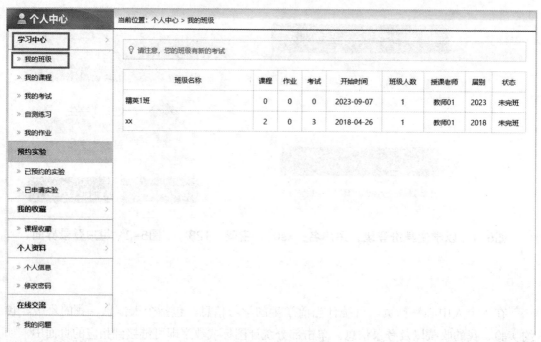

图5-4　我的班级

【班级详情】

单击班级列表中的班级名称，例如点击"精英1班"，即可展示本班级相关的统计信息，包括"班级考试""班级课程""班级作业"等，如图5-5所示。

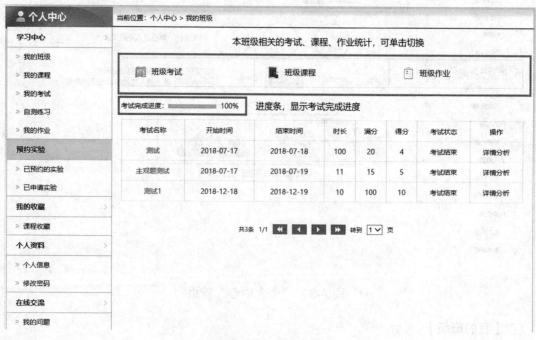

图5-5　班级详情

【我的课程】

该菜单栏下展示学生所需要学习的课件，如图5-6所示。

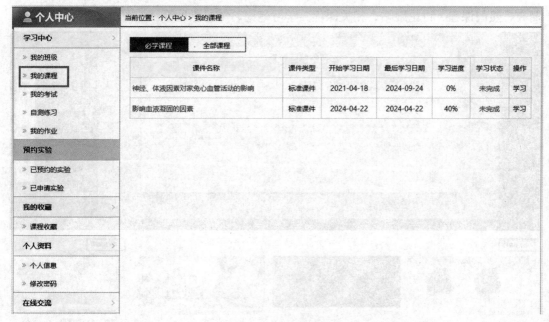

图5-6 我的课程

1. 课件学习

在展示区中，所有课件的学习信息都有统计，如课件名称、课件类型、开始学习日期、最后学习日期等，并且可以通过单击"学习"按钮，进行课件的学习，如图5-7所示。

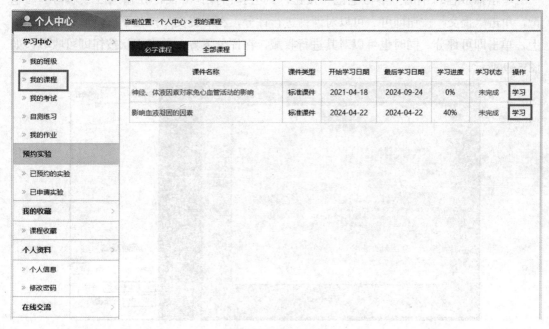

图5-7 课件学习

2. 课件学习界面

单击"学习"按钮，将会打开一个课程播放页面，里面可以进行各种操作，包括课程简介、热门课程、讨论跟帖、相关课程、学习笔记、学习意见等，如图5-8所示。

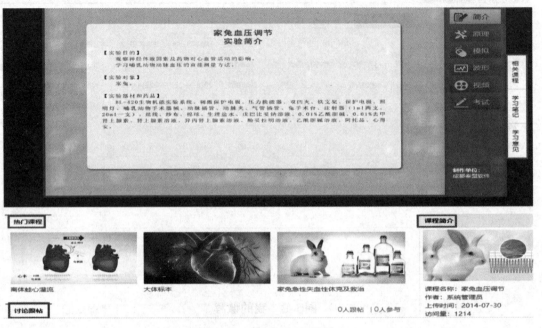

图5-8　课件学习界面

3. 学习笔记

单击播放窗口中的"学习笔记"按钮，则会弹出操作界面，在输入区域填写学习笔记，单击"提交"按钮即可。可以对课件进行评分，在"提交"按钮下方，鼠标移至星级上，单击即可评分。同时也可以对其进行收藏，在评分下方，单击心状按钮即可收藏，如图5-9所示。

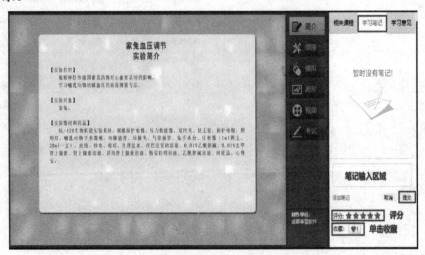

图5-9　学习笔记

4. 学习意见

单击播放窗口中的"学习意见"按钮，则会弹出操作界面，在输入区域填写学习意见，单击"提交"按钮即可，如图5-10所示。

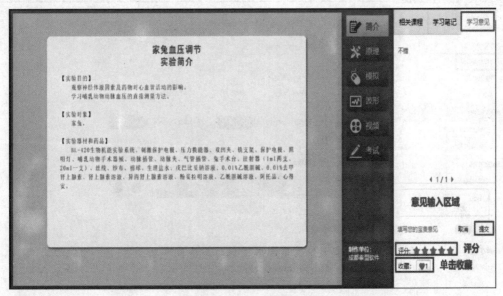

图5-10　学习意见

5. 讨论跟帖

在课件播放下方的讨论跟帖区域，输入需要讨论的信息，单击"发表"按钮即可，如图5-11所示。其他人也可以在信息右下角单击回复，在弹出的输入框内回复信息，单击确认即可。

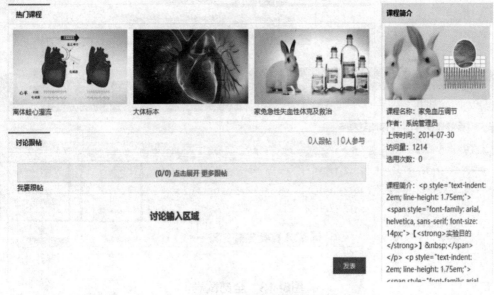

图5-11　讨论跟帖

【我的考试】

本功能罗列学生的所有考试、考试的具体操作，如图5-12所示。

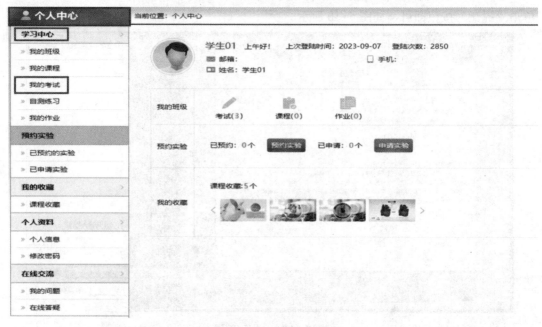

图5-12　我的考试

单击"我的考试"，即可弹出"学生姓名-考试"的页面，看到试卷数量、试卷名称、考试状态和考生状态等信息，如图5-13所示。

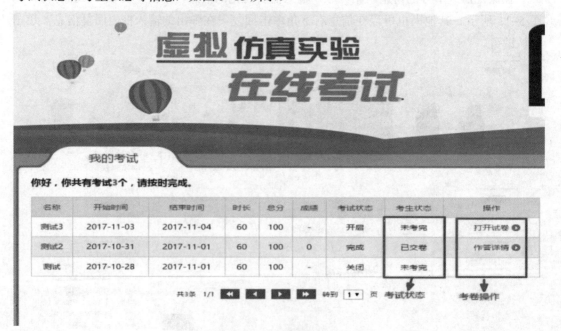

图5-13　全部试卷

1. 打开试卷

单击未考试试卷的"打开试卷"按钮，将打开该试卷，进入答题时期，打开试卷则立即计时，如图 5-14 所示。

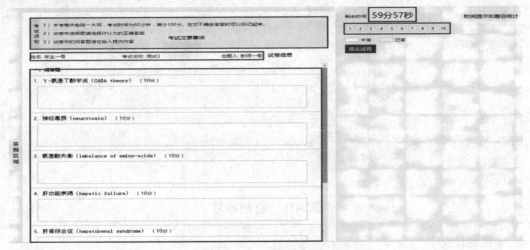

图5-14 打开试卷

2. 作答详情

该功能是试卷作答完成，教师评阅并收分后，学生可查看自己的试卷答题详情，不可再作答，如图 5-15 所示。

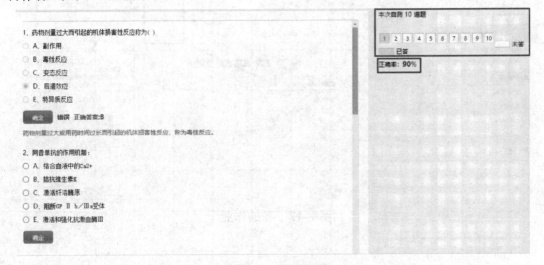

图5-15 作答详情

3. 自测练习

该功能是学生能够自定义抽取试题测试自己，通过练习达到学以致用的效果。选择实验分类和填写自定义道数后，单击"开始练习"按钮，将会把已抽取的题目组成一张试卷，进行答题，如图 5-16 所示。

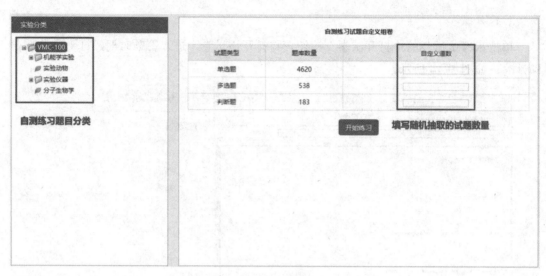

图5-16　自测练习

【我的作业】

该班级学生所有教师在自己班级发布的作业都会显示在这里，如图 5-17 所示。

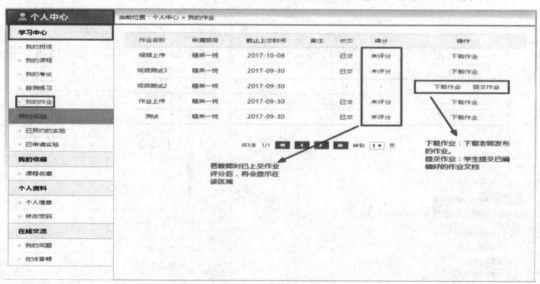

图5-17　我的作业

1. 下载作业

该功能是下载教师发布的作业。单击"下载作业"，浏览器将会把作业下载到默认文件夹下，学生从文件夹取出作业并完成，如图 5-18 所示。

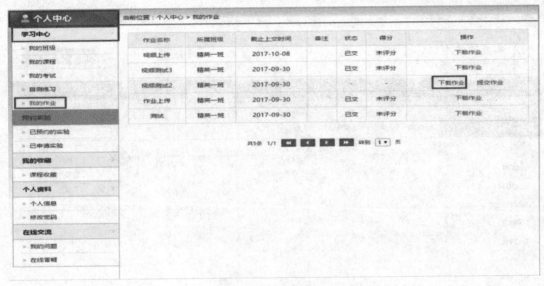

图5-18 下载作业

2. 提交作业

该功能是学生完成下载的作业文档，然后将已完成的作业文档上交。单击已完成作业对应的"提交作业"按钮，弹出上传文件提示框，找到已完成的文档，提交即可，如图 5-19 所示。

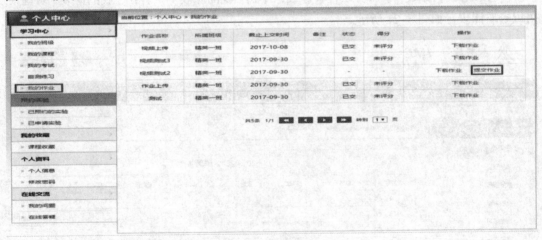

图5-19 提交作业

【我的评教】

学生在"我的评教"中，可以查看已经参与过的历史评教。单击"我的评教"，打开"我的评教"页面，页面中依次展示已参与的历史评教。单击每一行评教操作栏中"查看历史"按钮，可以打开评教详情页面，如图 5-20 所示。

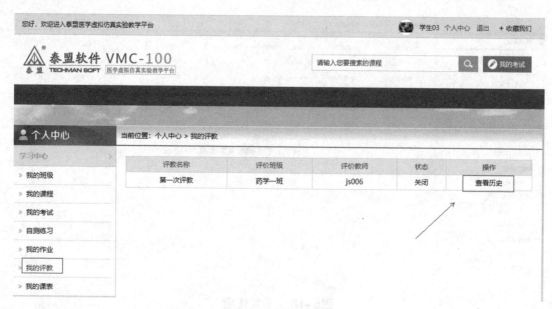

图5-20　查看我的评教

注：如果有正在进行的评教，学生进入个人中心，就会弹出评教页面，只有提交评教后，才能进行其他操作。

【我的课表】

学生在"我的课表"中，可以查看课表。单击"我的课表"，弹出"我的课表"页面，可以查看课表，如图5-21所示。

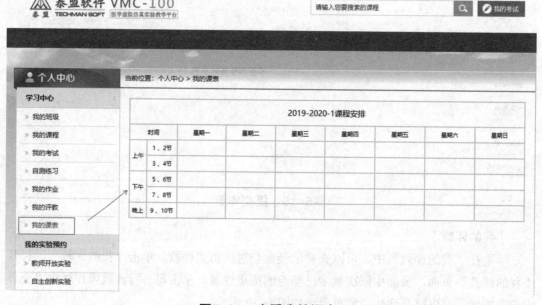

图5-21　查看我的课表

【预约实验】

1. 已预约的实验

该功能展示已申请的所有开放实验，如图 5-22 所示。

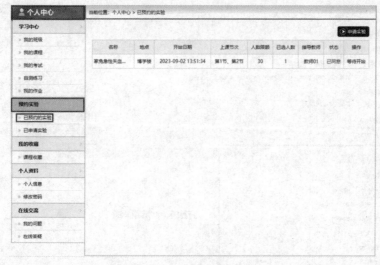

图5-22　已预约的实验

2. 申请实验

该功能是可以申请老师发布的实验列表展示。单击"申请实验"按钮，打开"教师开放实验项目"页面，显示开放实验分类统计、实验预约功能等信息，如图 5-23 所示。

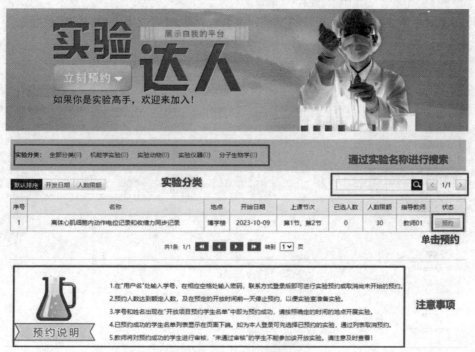

图5-23　申请实验

3. 预约

对可以申请的开放实验进行预约，等待教师的审核。单击"预约"按钮，新打开"实验预约申请"页面，满足条件，单击"预约实验"按钮即可，如图5-24所示。

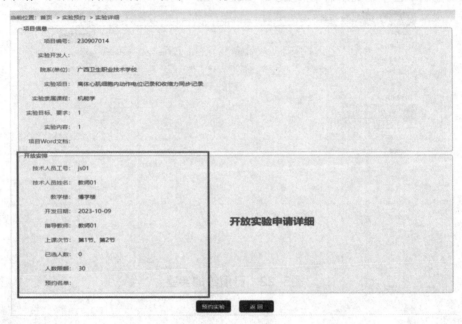

图5-24　预约

4. 已申请实验

该功能展示学生自主创新实验的申请列表，包括申请的过程中项目的审核状态等，如图5-25所示。

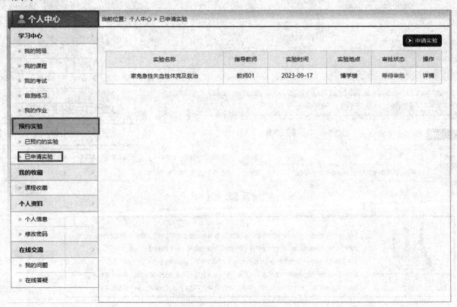

图5-25　已申请实验

详情：该功能展示申请实验的详细信息，如图 5-26 和图 5-27 所示。

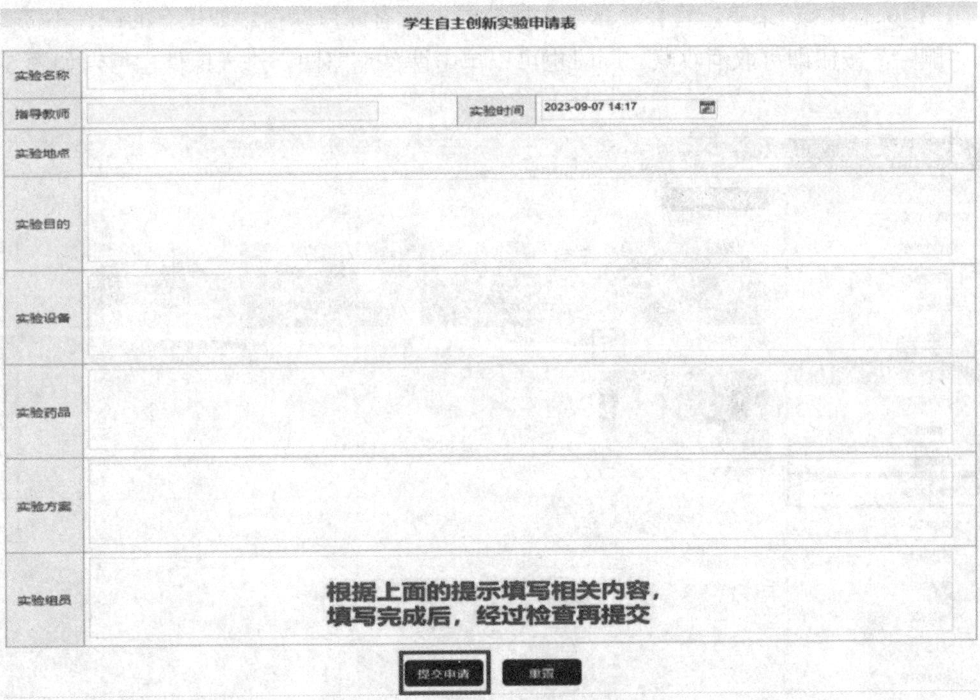

学生自主创新实验申请表

实验名称			
指导教师		实验时间	2023-09-07 14:17
实验地点			
实验目的			
实验设备			
实验药品			
实验方案			
实验组员	根据上面的提示填写相关内容，填写完成后，经过检查再提交		

提交申请　重置

图5-26　申请实验的详情 1

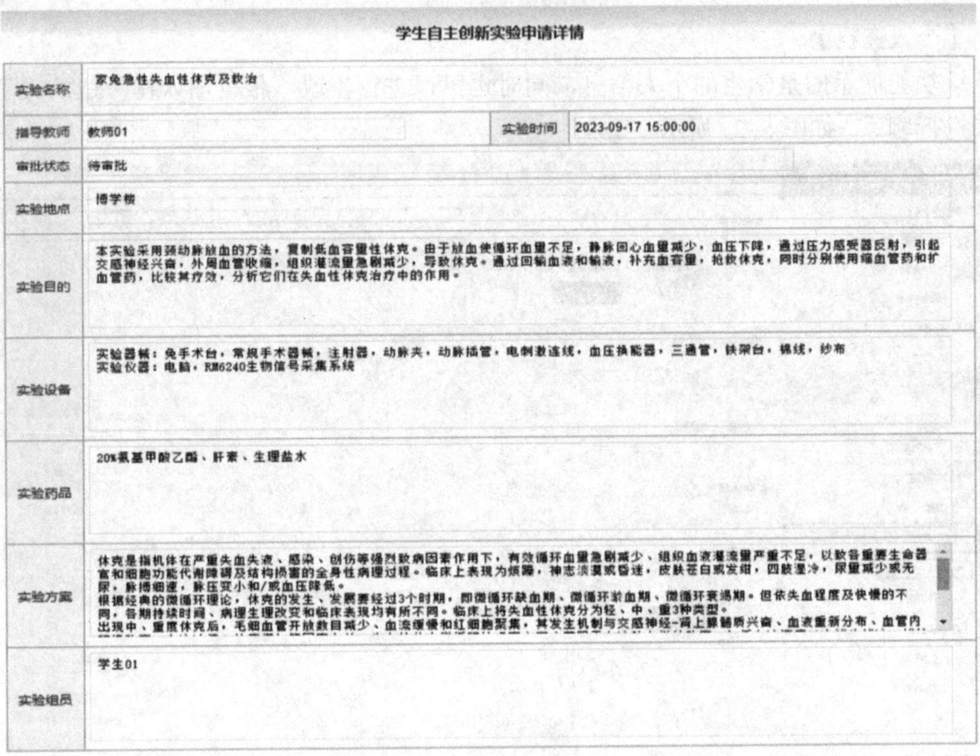

学生自主创新实验申请详情

实验名称	家兔急性失血性休克及救治		
指导教师	教师01	实验时间	2023-09-17 15:00:00
审批状态	待审批		
实验地点	博学楼		
实验目的	本实验采用颈动脉放血的方法，复制低血容量性休克。由于放血使循环血量不足，静脉回心血量减少，血压下降，通过压力感受器反射，引起交感神经兴奋，外周血管收缩，组织灌流量急剧减少，导致休克。通过回输血液和输液，补充血容量，抢救休克，同时分别使用缩血管药和扩血管药，比较其疗效，分析它们在失血性休克治疗中的作用。		
实验设备	实验器械：兔手术台，常规手术器械，注射器，动脉夹，动脉插管，电刺激连线，血压换能器，三通管，铁架台，棉线，纱布 实验仪器：电脑，RM6240生物信号采集系统		
实验药品	20%氨基甲酸乙酯、肝素、生理盐水		
实验方案	休克是指机体在严重失血失液、感染、创伤等强烈致病因素作用下，有效循环血量急剧减少、组织血液灌流量严重不足，以致各重要生命器官和细胞功能代谢障碍及结构损害的全身性病理过程。临床上表现为烦躁，神志淡漠或昏迷，皮肤苍白或发绀，四肢湿冷，尿量减少或无尿，脉搏细速，脉压变小和/或血压降低。 根据经典的微循环理论，休克的发生、发展要经过3个时期，即微循环缺血期、微循环淤血期、微循环衰竭期。但依失血程度及快慢的不同，各期持续时间、病理生理改变和临床表现均有所不同。临床上将失血性休克分为轻、中、重3种类型。 出现中、重度休克后，毛细血管开放数目减少、血流缓慢和红细胞聚集，其发生机制与交感神经-肾上腺髓质兴奋、血液重新分布、血管内		
实验组员	学生01		

图5-27　申请实验的详情 2

【课程收藏】

单击"课程收藏"菜单,将会展示学生所收藏的所有课件课程。如果有的课件不需要,单击"删除"按钮即可取消收藏。同时也可以单击课件缩略图,进入课件学习,如图 5-28所示。

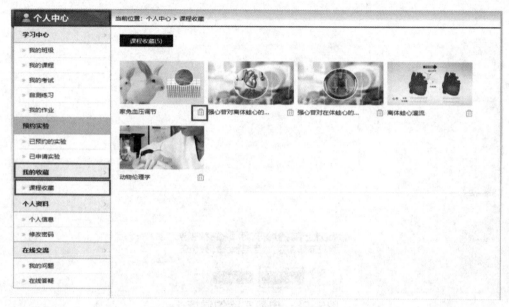

图5-28　课程收藏

【个人资料】

该功能展示的是学生的个人信息,同时也可以进行修改,根据输入框旁边的文字提示,进行填写,如图 5-29 所示。

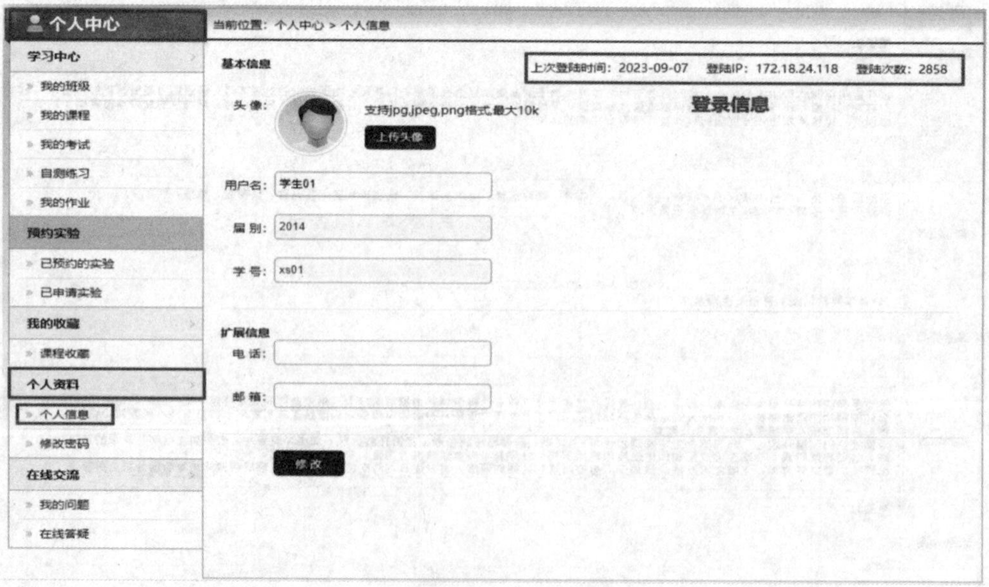

图5-29　个人信息

学生可以执行"个人中心"—"个人资料"—"修改密码"命令。通过提示进行填写，若忘记自己填写的密码，可以寻找老师，请求重置密码，如图 5-30 所示。

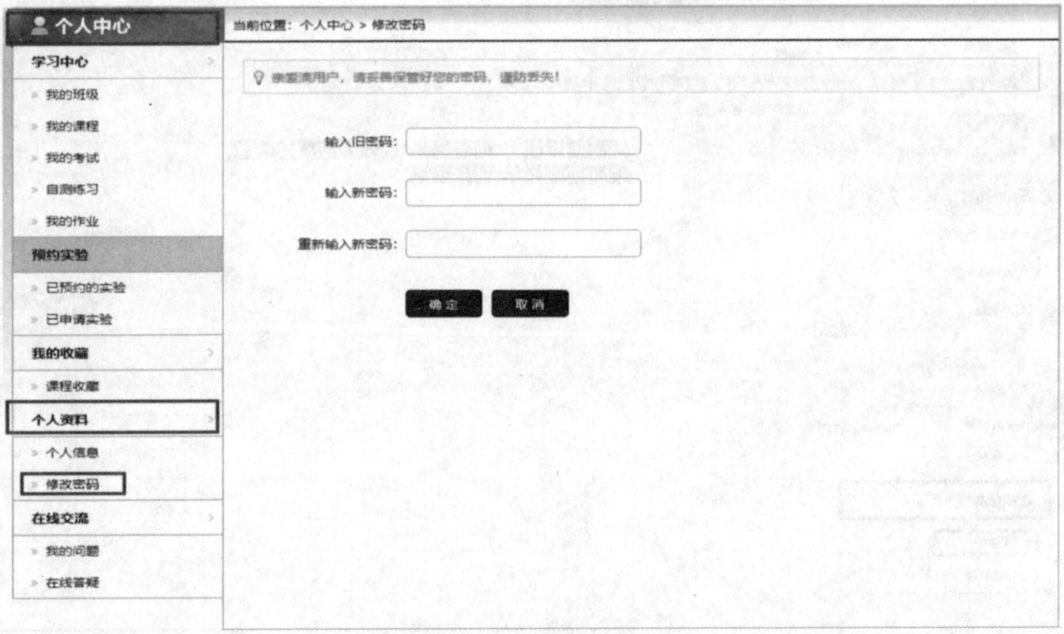

图5-30 修改密码

【在线交流】

分为两部分，一是我要提问，功能是向相关班级的老师进行提问，如图 5-31 所示；二是我的问题，功能是列出所有已提出的问题，包括老师的答复，如图 5-32 所示。

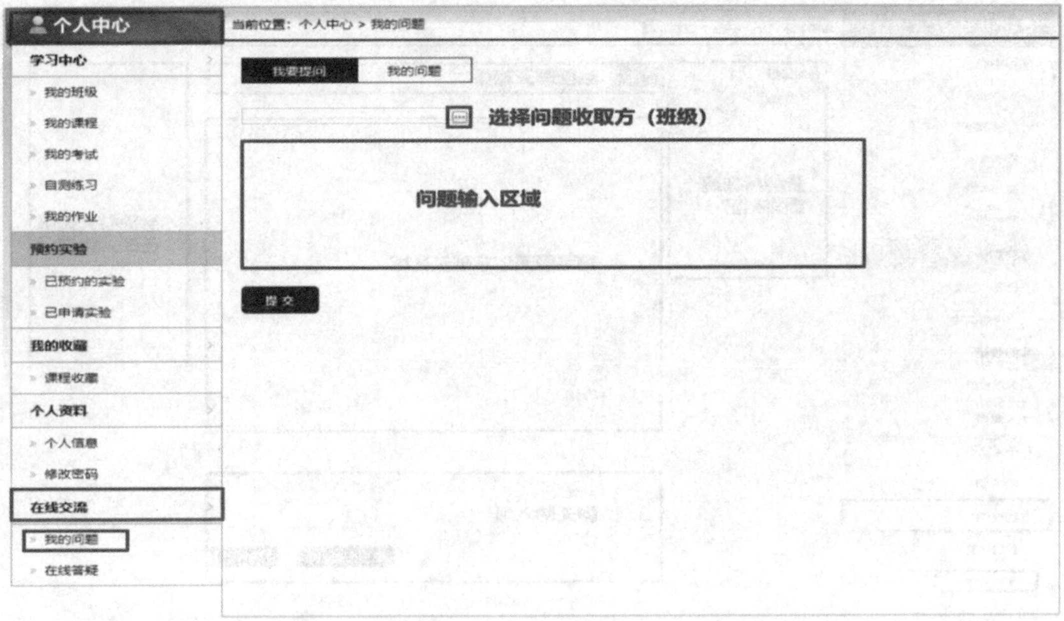

图5-31 我要提问

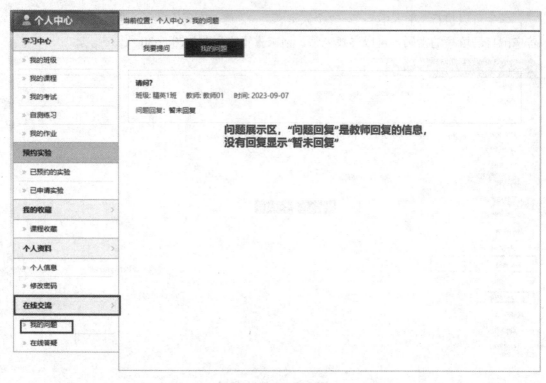

图5-32　我的问题

【在线答疑】

　　该功能是为了方便在班级中的交流，师生可以在线交流。但是需要先选择班级，才可以进入聊天，如图 5-33 所示。

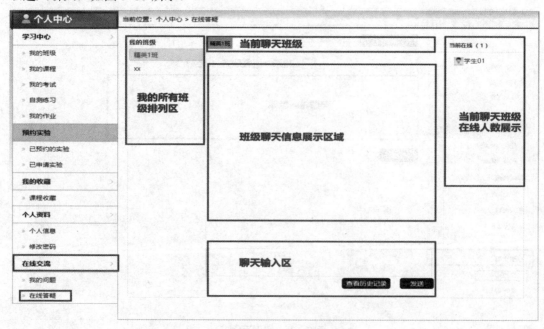

图5-33　在线答疑

【查看历史记录】

该功能是为了方便查看班级聊天记录，如图 5-34 所示。

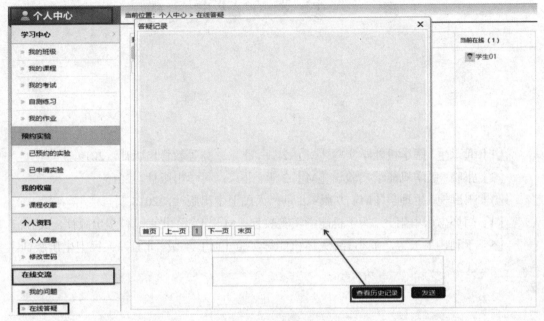

图5-34　查看历史记录

课后习题

参考文献

［1］龚永生．医学机能学实验［M］.2 版．北京：高等教育出版社，2019.

［2］张晓．医学机能学实验学［M］.2 版．北京：科学出版社，2015.

［3］王庭槐．生理学［M］.9 版．北京：人民卫生出版社，2018.

［4］胡怀忠，牟阳灵．医学机能学实验教程［M］.4 版．北京：科学出版社，2016.

［5］于利，王玉芳，范小芳．人体机能学实验［M］.4 版．北京：人民卫生出版社，2021.

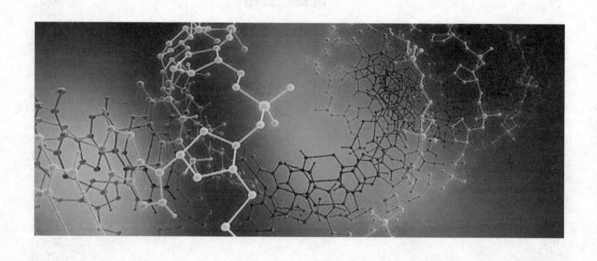